AF396452

CURE RADICALE
DES RÉTRÉCISSEMENTS
DU CANAL DE L'URÈTRE

CRITIQUE DES DOCTRINES CONTEMPORAINES

PARIS. — IMPRIMERIE DE DUBUISSON ET Cᵉ, RUE COQ-HERON, 5.

CURE RADICALE

DES

RÉTRÉCISSEMENTS

DU CANAL DE L'URÈTRE

CRITIQUE DES DOCTRINES CONTEMPORAINES

Par le Docteur **DEBENEY**
Membre Correspondant des Sociétés de Médecine de Lyon et de Besançon.

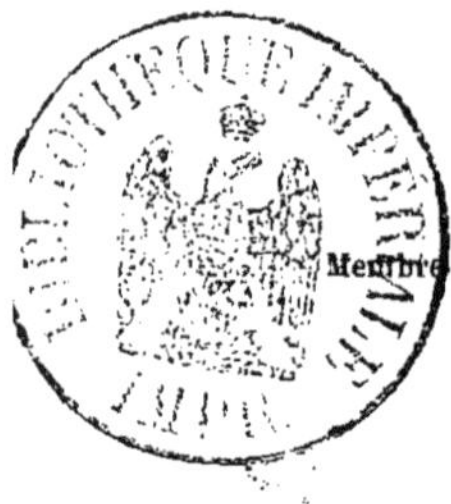

PARIS

F. CHAMEROT, LIBRAIRE-ÉDITEUR,

13, Rue du Jardinet

ET, CHEZ L'AUTEUR, 1, RUE DE LA MICHODIERE

1857

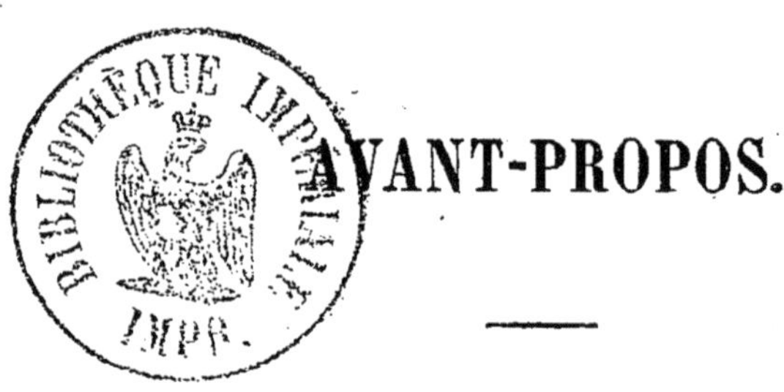

AVANT-PROPOS.

ETAT DE LA QUESTION.

> Quinze ans de recherches et de consciencieuses
> observations poursuivies avec une ardeur patiente,
> dont cette œuvre est le résultat, nous ont donné la
> conviction absolue qu'elle apporte un grand service
> à la science, un grand bienfait à l'humanité.

Le marquis d'Argenteuil a légué à l'Académie de médecine un prix destiné à l'auteur du perfectionnement le plus notable apporté dans le traitement des rétrécissements du canal de l'urètre. La première attribution de ce prix a été dernièrement adjugée par l'Académie à l'urétrotomie, et à la doctrine dont elle dérive. La doctrine de l'urétrotomie, considérant que toutes les méthodes, tous les moyens employés jusqu'à ce jour dans le traitement des rétrécissements sont purement palliatifs, et partant impuissants pour la guérison, dit qu'il n'y a qu'une ressource dans ces infirmités : c'est tout simplement de fendre l'urètre dans toute son épaisseur par une grande incision. L'Académie, en couronnant cette doctrine, a donc reconnu et déclaré solennellement qu'il n'existait pas de thérapeutique des rétrécissements de l'urètre : un coup de bistouri, quelque grand qu'on le suppose, ne saurait, dans aucun cas, être considéré comme une méthode thérapeutique.

Sur le terrain déblayé par cette négation, et avec des matériaux, en partie nouveaux, en partie fournis par les travaux antérieurs, réduits à néant par cette décision, nous venons élever une méthode rationnelle, complète et générale, pour la cure radicale des rétrécissements du canal de l'urètre.

Il est temps de provoquer, dans les esprits, la réaction contre ces doctrines iatro-physiques qui, plaçant les rétrécissements en dehors des conditions organiques de la vie, ont enfermé la chirurgie dans une impasse où tout mouvement est devenu impossible, où tout effort doit rester stérile.

Il y a quinze ans, nous avons jeté les fondements et posé les premières assises de ce monument, en produisant la prophylaxie souveraine et absolue des rétrécissements, dans le traitement abortif et curatif de la blennorrhagie par les injections caustiques. Guérir une inflammation dont la persistance à l'état chronique doit engendrer une lésion organique, c'est bien prévenir cette dernière. Or, d'après l'étiologie généralement admise, le rétrécissement est le produit de la blennorrhagie chronique, au moins quatre-vingt-dix-neuf fois sur cent. La prophylaxie du rétrécissement consiste donc à empêcher la blennorrhagie de passer ou de persister à l'état chronique : supprimer la condition de production des rétrécissements, c'est éviter, prévenir les rétrécissements, c'est rayer ces lésions de la catégorie des infirmités humaines.

L'expérience a montré que le problème était résolu par la méthode qui embrasse les trois indications suivantes :

1º Faire avorter la blennorrhagie au début ;

2º La blennorrhagie étant développée, enrayer son cours, arrêter sa marche, et la guérir d'une manière prompte et radicale, en prévenant l'état chronique.

3º L'état chronique étant établi, apporter une fin certaine au phénomène stationnaire et interminable de la chronicité.

La méthode de traitement abortif et curatif de la blennorrhagie par les injections caustiques comporte donc la prophylaxie générale et absolue des rétrécissements du canal de l'urètre.

Nous venons aujourd'hui compléter notre œuvre,

en apportant les moyens de guérison que nous expé-
rimentons depuis quinze ans. A défaut de la prophylaxie qui devait empêcher ou détruire la cause, arrive
le traitement qui doit poursuivre cette cause dans
son action et dans ses effets : dans son action, pour
l'arrêter ; dans ses effets, pour les dissiper.

L'excellence de la méthode consiste à embrasser
l'action de la cause morbide depuis ses premiers
effets jusqu'aux derniers degrés de son développement. C'est, en un mot, à guérir le rétrécissement à
toutes les époques, soit en le prenant à son origine,
dans le germe qui le porte, soit dans tous le cours
de ses phases, jusqu'à son entière formation, jusqu'à
l'obturation complète du canal urinaire.

Maintenant, comment se fait-il que tant de travaux, accumulés sur cette question des rétrécissements, en plus grande quantité que sur aucun point
de pathologie et de thérapeutique chirurgicales,
aient abouti à l'urétrotomie et à la décision de l'A-
cadémie de médecine, c'est-à-dire à néant? La ré-
ponse à cette question sera notre entrée en matière.

CURE RADICALE

DES

RÉTRÉCISSEMENTS DU CANAL DE L'URÈTRE

CRITIQUE DES DOCTRINES CONTEMPORAINES

CHAPITRE PREMIER.

LA CHIRURGIE ÉGARÉE DANS LA QUESTION DES RÉTRÉCISSEMENTS PAR L'IATRO-MÉCANISME.

Quand on considère l'histoire des rétrécissements du canal de l'urètre dans les temps modernes, et les travaux considérables entrepris depuis le commencement du siècle pour perfectionner leur traitement, on est frappé singulièrement de la tendance des esprits dans cette poursuite et du caractère de ces travaux ; tendance extra-physiologique, caractère mécanique, qui ont fait de ce traitement une question purement instrumentale. Tous les efforts des esprits, tous les progrès se résument, en effet, dans des inventions et des perfectionnements d'instruments, d'outils de destruction, ou de manœuvres physiques. On dirait, en vérité, une question passée du domaine de la médecine dans celui de la mécanique.

Cette tendance a triomphé dans la doctrine, qui en est la plus haute expression, et qui a été couronnée par l'Académie de médecine dans la première attribution qu'elle a faite du prix d'Argenteuil. Cette doctrine, mettant à néant comme insuffisants ou palliatifs tous les moyens employés à la cure des rétrécissements, proclame l'incurabilité absolue de ces lésions organiques hors de l'incision totale de l'urètre. Il n'y a plus, selon elle, de médecine chirurgicale à faire; il n'y a plus qu'à couper...

Les conséquences de cette doctrine, qui supprime la thérapeutique des rétrécissements pour la remplacer par le grand coup de bistouri, seraient aussi déplorables que son procédé a paru sauvage. L'incurabilité qu'elle pose en principe est son fait. En n'abordant le rétrécissement que dans la période ultime de dégénérescence, elle laisse l'altération organique parcourir la longue carrière pendant laquelle elle est abordable à nos moyens d'action rationnels, pour venir, lorsque le canal est obturé, en creuser un nouveau dans l'épaisseur de la paroi urétrale.

Cette doctrine n'est pas destinée à vivre, et l'u-rétrotomie, qu'elle érige en méthode générale et unique de traitement, est à peine de nature à rester dans l'arsenal de la chirurgie, comme une de ces ressources désespérées qui peuvent trouver, dans une nécessité extrême et exceptionnelle, leur justification et leur valeur. Nous n'avons jamais vu, et nous imaginons difficilement un cas auquel on pût appliquer raisonnablement et utilement l'urétrotomie dans les dimensions de M. Reybard.

Mais l'urétrotomie n'est que la conséquence extrême des théories iatro-physiques qui ont placé les rétrécissements en dehors des conditions organiques de la vie. C'est en vertu de ces théories iatro-physiques que les moyens non sanglants, que les moyens physiologiques ont été appréciés et jugés, pour être, en conséquence, dénaturés et condamnés.

Au lieu de ce point de vue mécanique, qui a faussé et réduit la thérapeutique des rétrécissements, pour aboutir à la conclusion monstrueuse de l'urétrotomie, il faut envisager la question des coarctations urétrales à un point de vue plus naturel et plus vrai. C'est au point de vue physiologique de l'orga-nisme vivant que nous allons considérer le rétrécissement, pour instituer un traitement méthodique et rationnel.

De ce point de vue physiologique, nous avons à combattre les doctrines iatro-physiques, qui, faussant les idées des chirurgiens, les ont conduits à des pratiques purement mécaniques, dont l'urétrotomie est le digne couronnement.

Étudiant de ce point de vue la pathogénésie des rétrécissements, nous découvrirons le vaste champ que le rétrécissement *normal*, le rétrécissement engendré par l'urétrite chronique, présente à une thérapeutique rationnelle pendant toute la durée de sa formation.

Nous rétablirons, à la lumière d'une analyse raisonnée de leur mode d'action, le véritable caractère des deux principaux moyens mis en œuvre contre le rétrécissement : la cautérisation et la dilatation, dont le caractère a été méconnu à ce point par les iatro-mécaniciens, qu'ils ne leur ont attribué que des effets palliatifs. L'incurabilité et cette fatalité de reproduction des rétrécissements, qu'ils ont proclamées en principe, ne sont que la conséquence fatale de leurs pratiques vicieuses, engendrées par de fausses idées.

Sans doute, la cautérisation et la dilatation, prises isolément pour former le traitement des coarctations de l'urètre, sont insuffisantes à constituer, chacune à part, une méthode complète et générale, c'est-à-dire embrassant tous les cas et toutes les périodes. Nous ferons voir que le traitement radicalement curatif comporte l'action successive de ces deux moyens, exige le concours de leur double action modificatrice, correspondante aux deux degrés des lésions organiques. Ainsi, la conclusion du travail critique et organique que nous allons développer est celle-ci : la méthode générale et complète de traitement, vainement cherchée jusqu'ici, pour assurer la cure radicale des rétrécissements du canal de l'urètre, ne peut résulter que de l'action combinée rationnellement de la cautérisation superficielle et de la dilatation.

Nous devons écarter de la présente étude générale les rétrécissements dus à des causes traumatiques et autres cas rares qui, par exception, peuvent exiger l'emploi de l'instrument tranchant *dans des limites raisonnables*. Pour tracer une méthode générale et donner à nos assertions un caractère positif et absolu, nous allons nous placer dans l'étiologie générale et commune du rétrécissement, que pour cela nous appelons normal; c'est le rétrécissement produit par l'inflammation chronique de la membrane muqueuse de l'urètre, par la phlogose blennorrhagique ou blennorrhéenne; et nous disons : il y a rétrécissement du moment où le calibre du canal de l'urètre est diminué par le fait de la modification pathologique des tissus. Cette modification morbide s'accomplit par une élaboration, en générale lente, par laquelle la phlogose développe l'altération organique et la conduit jusqu'au terme extrême, jusqu'à l'occlusion complète du canal.

Tel est le champ que le rétrécissement normal présente à une thérapeutique rationnelle, qui embrasse toutes les périodes de la coarctation : phases de préparation et de début, de formation et de progrès, jusqu'au plein accomplissement.

A ce point de vue, nous nions la prétendue incurabilité absolue, et repoussons cette prétention comme une erreur déplorable.

Nous affirmons la curabilité certaine du rétrécissement par la curabilité de la lésion organique qui le constitue ; enfin, nous affirmons la guérison absolue, radicale et sans récidive du rétrécissement, lorsque la cure a été rendue parfaite par la modification entière des tissus altérés, et le retour complet de l'organisation à l'état sain et normal.

Mais cette modification et ce retour sont-ils possibles ?

Non ! dit l'iatro-mécanisme. Il est donc convenable, avant d'aller plus loin, d'établir d'une manière générale notre proposition touchant la curabilité des rétrécissements, et le champ que la pathogénésie de

ces lésions présente à la thérapeutique, contrairement aux prétentions erronées des iatro-mécaniciens.
Pour repousser ces prétentions, il nous suffira de
mettre en regard les assertions diverses et contradictoires de la doctrine même qui a engendré l'urétrotomie, et proclamé le plus haut l'incurabilité du
rétrécissement en dehors de la division de l'urètre.
La contradiction flagrante montrera l'erreur.

En effet, pour poser en principe l'incurabilité du
rétrécissement, et prouver qu'il est rebelle et inattaquable à tous les moyens modificateurs, M. Reybard présente la coarctation comme constituée par
un tissu de nouvelle formation, un tissu fibreux
existant dès le commencement, et constituant toutes
les périodes du rétrécissement. Ainsi il dit, page
116 de son traité des rétrécissements : « On ne doit
» regarder le tissu d'un rétrécissement comme par
» venu au terme de son organisation, que lorsqu'il
» présente la nature et les propriétés des tissus fi
» broïde ou fibro-cartilaginoïde, ou mieux, du tissu
» inodulaire confirmé. »

Et il avait dit auparavant, page 100 :

« Pour moi, le tissu de nouvelle formation ne se
» rencontre pas seulement à la période ultime des
» rétrécissements; il les constitue toutes indistinc
» tement, à tous les âges de leur évolution ; il existe

» au moment même où l'inflammation commence à
» se dissiper, et ses produits à s'organiser. »

C'est, pour le dire en passant, une étrange manière de concevoir les produits morbides que de faire commencer leur organisation au moment où l'inflammation commence à se dissiper ; dans le genre d'altérations qui constituent les rétrécissements de l'urètre, il serait plus juste de voir dans le travail inflammatoire chronique, l'organisateur du produit morbide. On ne voit pas d'altération pathologique se former dans le canal de l'urètre en l'absence de l'inflammation. Mais passons sur cette hérésie physiologique, et voyons comment, après avoir, pour les besoins de sa thèse, fondé le rétrécissement sur le tissu hétérologue fibroïde, et décrété l'existence de ce tissu à toutes les périodes et dès le commencement de la coarctation, M. Reybard reconnaît formellement que le tissu de nouvelle formation n'existe pas, à l'état fibreux du moins, dès le commencement, et même que ce tissu fibreux peut *ne jamais exister*.

« Avant de passer à l'état fibroïde, ce tissu doit
» subir plusieurs modifications importantes. Sa struc
» ture, et surtout ses propriétés, aux deux princi
» pales époques de son évolution, m'ont même paru
» assez différentes pour reconnaître deux périodes
» distinctes, à chacune desquelles correspondrait une

» espèce particulière de rétrécissement. A la pre-
» mière les rétrécissements dilatables ; à la seconde
» les non-dilatables. Toutefois cette distinction perd
» de son importance devant les irrégularités qu'af-
» fectent les coarctations dans leurs progrès, et de-
» vant la difficulté d'apprécier leur travail de forma-
» tion. » (Reybard, page 114) (1).

« Le temps du travail de formation, variable sui-
» vant plusieurs circonstances, peut n'être que de
» quelques mois ; dans d'autres cas, il est en quel-
» que sorte *illimité. — Quelques rétrécissements*
» *même semblent ne devoir jamais devenir fibreux.*
» On les trouve toujours extensibles. » (Page 115.)

Voilà donc, au dire de M. Reybard lui-même, d'a-
bord toute une catégorie de rétrécissements susceptibles de médication et de cure, et perpétuellement
susceptibles, puisqu'ils ne deviennent jamais fibreux;
ensuite, une seconde catégorie de rétrécissements
susceptibles de recevoir modification pendant un
temps indéterminé, puisque le temps du travail de
formation du tissu fibreux peut être *illimité.*

Il est vrai que M. Reybard fait ses réserves,
et qu'en appelant le rétrécissement dilatable, il

____

(1) Ces circonstances peuvent rendre, à la vérité, plus difficile la
distinction de la nature des tissus des rétrécissements ; mais la difficulté de la distinction n'en détruit nullement l'importance au double
point de vue du diagnostic et de la thérapeutique.

n'entend point dire qu'il soit curable par la dilatation. Mais pour apprécier la valeur curative de la
dilatation entre les mains de M. Reybard, il faut
rappeler que, suivant ses théories iatro-physiques,
ce médecin ne voit dans la dilatation qu'un
moyen d'extension mécanique. Il est évident qu'une
action mécanique ne peut modifier la nature des
tissus vivants ; et le docteur iatro-physicien est
logique, lorsqu'il n'en attend qu'une extension mo-
mentanée, qui doit être effacée par la réaction élastique du tissu rétractile. Cela nous rappelle une
conséquence non moins logique déduite de la théorie
iatro-physique, et appliquée à la pratique. M. Pasquier
conseillait de modérer l'effort de dilatation du canal
urinaire, parce que la réaction élastique devait
correspondre au degré de l'extension : faisant ainsi
l'application d'une loi purement physique aux tissus
vivants de l'organisme, absolument comme si, au
lieu du canal de l'urètre, il s'agissait d'un ressort
métallique ou d'un tube de caoutchouc. Les tissus
vivants peuvent-ils être placés par abstraction en
dehors des lois qui régissent la vitalité organique ?
Non, sans doute : et les théories purement physiques
appliquées aux tissus vivants ne peuvent engendrer
que l'erreur.

Ainsi, en admettant même, pour base de la coarctation, le tissu hétérologue fibroïde, après la formation duquel le rétrécissement, devenu inattaquable

par tout autre moyen, ne serait plus justiciable que du bistouri, il reste encore dans cette pathogénésie de M. Reybard un large champ ouvert à une thérapeutique rationnelle et physiologique : premièrement, la catégorie des rétrécissements, où, de son aveu, ne s'opère jamais la transformation fibreuse : ici, l'on a tout le cours de la maladie, qui s'étend, pendant une période en général fort longue, du premier gonflement de la muqueuse ou du tissu sous-muqueux, qui diminue un peu le calibre du conduit urinaire, jusqu'à l'occlusion complète de ce conduit. — Secondement, dans tous les rétrécissements, la période d'élaboration pathologique qui s'écoule avant la transformation fibreuse : *période en général très étendue et qui peut avoir une durée illimitée*, pendant laquelle la phlogose chronique crée la lésion organique par un travail plus ou moins actif, plus ou moins obscur.

Mais résoudre les altérations organiques engendrées par la perversion de la vitalité, et guérir la phlogose, c'est-à-dire modifier la vitalité pervertie qui est l'agent du travail pathologique, ce n'est point le fait d'une action mécanique; c'est un fait de modification vitale. Voilà le principe : principe absolu, qui domine toute la thérapeutique, qui règle toutes les opérations ayant pour but de déterminer des changements dans les tissus vivants. Ces changements ne peuvent être que la suite et l'effet de changements apportés dans la vitalité des tissus, c'est-à-dire dans leur manière d'être et de se nourrir. Le moyen de ces changements est dans l'application d'agents modificateurs propres à provoquer les réactions vitales qui doivent ramener les tissus à leur type de vitalité normal. Ce principe physiologique est la condamnation du point de vue iatro-mécanique sous lequel ont été considérés les moyens mis en œuvre contre les rétrécissements du canal de l'urètre.

L'œuvre de modification vitale est plus ou moins simple et facile, et sa durée sera mesurée par le degré de l'altération produite. Des altérations organiques lentement engendrées par une longue élaboration morbide, demandent nécessairement un travail de modification dont l'intensité est en rapport avec la profondeur des lésions, et dont la durée est proportionnelle au temps qu'elles ont mis à se produire.

Une première conclusion générale ressort de ces considérations déduites des propres données pathogénésiques mises en avant par les iatro-mécaniciens ; c'est que, traités rationnellement, et en temps utile, tous les rétrécissements de l'urètre seraient guéris, et qu'aucun n'arriverait à ce point auquel la doctrine des mécaniciens les a présentés comme incurables. De la non-guérison des rétrécissements, ou de leur reproduction, ils ont conclu bien à tort à leur incurabilité ; tandis que la seule conclusion légitime, c'est l'impuissance des traitements vicieux institués en dehors du principe de la modification vitale.

Nous signalerons, en passant, l'étrange contradiction que prêche bien haut M. le baron Heurteloup. Ce chirurgien admet en principe la modification vitale comme base du traitement, et cependant il proclame l'instantanéité de résultat de ses moyens d'action (qu'il tient sous le secret), et prétend opérer la guérison *immédiate* des rétrécissements et ensemble des écoulements. Par cette prétention, parfaitement contradictoire au principe admis, le noble spécialiste se range de fait parmi les iatromécaniciens. Les résultats immédiats, instantanés, rentrent, cela est évident, dans la classe des actions mécaniques, et ne peuvent s'appeler modification vitale. Nous comprenons qu'avec la lime ou le rabot, vous puissiez enlever instantanément des inégalités saillantes sur un corps inerte, à la surface du bois, par exemple; mais nous ne pouvons admettre que vous fassiez disparaître instantanément des altérations morbides vivantes; que vous changiez en un clin-d'œil, par des opérations quelconques, la nature des tissus organisés et vivants, de formation pathologique ou non, et qu'en même temps vous apportiez une fin immédiate à la phlogose qui les a produits et les entretient. Ce résultat serait plus mystérieux que vos instruments, et il faudrait, pour l'admettre, faire complétement abstraction du dynamisme vital pour se placer dans le pur mécanisme, faire abstraction de la nature des tissus vivants et des lois de la vie.

En saine physiologie, la guérison radicale des rétrécissements est opérée par un travail de modification en rapport avec le degré des altérations organiques, lequel correspond, en général, à l'âge des rétrécissements. Les moyens de modification de la vitalité des tissus sont fournis par la cautérisation et la dilatation ou compression excentrique.

CHAPITRE II.

HISTOIRE ET BILAN DES MÉTHODES THÉRAPEUTIQUES, LA CAUTÉRISATION ET LA DILATATION. — JUGEMENT DE LA MÉTHODE DE DUCAMP.

La dilatation et la cautérisation, considérées comme méthode de traitement, embrassent la plus grande partie de l'histoire thérapeutique des rétrécissements du canal de l'urètre. La dilatation n'est pas, comme on l'a avancé, la méthode de traitement la plus ancienne ; car les instruments, sondes et bougies, employés depuis comme agents de dilatation, furent destinés primitivement à porter dans le canal de l'urètre, des substances médicamenteuses, des escarrotiques : c'est donc à la cautérisation que l'on doit proprement rapporter la priorité. Et l'on peut remarquer à ce propos, que les anciens, recherchant la modification vitale, étaient guidés par de plus saines vues physiologiques que les modernes iatromécaniciens.

La dilatation, une fois mise en œuvre, devint la méthode la plus générale, la plus constamment suivie. Les travaux nombreux dont elle a été l'objet dans ces derniers temps ont suffisamment perfectionné son manuel opératoire et épuisé la question de ses modes variés d'exécution.

La cautérisation, la première employée à la destruction des rétrécissements, fut d'abord pratiquée, comme nous l'avons dit, au moyen de bougies enduites de substances escarrotiques, de pâtes caustiques : ce système a été remplacé, au commencement du siècle, par le nitrate d'argent fondu, et l'application de cet agent est devenue, entre les mains de Ducamp, une méthode qui a joué un rôle aussi éclatant qu'il a été de courte durée.

Ces deux méthodes ont été condamnées par les iatro-mécaniciens. La cautérisation, envisagée sous le rapport de la déperdition de substance, comme comportant une nouvelle cause de rétrécissement, par l'escarre et le tissu inodulaire qui s'ensuivent, a été frappée d'une proscription absolue. La dilatation a eu une moins mauvaise fortune. Elle a été conservée comme méthode générale par des chirur-

giens spécialistes, qui, cependant, placés au point de
vue des théories iatro-physiques, ne la considèrent
que comme un moyen purement mécanique pour
opérer l'extension du tissu fibreux. Envisagée ainsi,
la dilatation, certes, ne mérite rien de plus que l'ap-
préciation de M. Reybard, qui la range, comme insuffisante, parmi les moyens simplement palliatifs :
prétendant avec raison que l'effet produit par la
distension forcée du tissu fibreux doit être détruit
par la réaction élastique de ce tissu. Ce n'est sans
doute pas en vertu de la même considération que
M. Heurteloup condamne la dilatation d'une manière
absolue, comme assurant la formation du rétrécissement en rendant le tissu organique dur et calleux.

La cautérisation et la dilatation représentent, nous
le répétons, presque toute l'histoire de la thérapeutique des rétrécissements. Or, ces deux méthodes ont
donné à leurs partisans des faits positifs de guérison, des résultats curatifs non douteux : tel est l'état
du fait historique, que la condamnation doctrinale
la plus absolue ne saurait supprimer ou infirmer.
Faut-il donc anéantir tout ce passé, nier les faits de
guérison, et taxer d'erreur ou de mensonge tous
les praticiens qui disent avoir mis en œuvre avec
plus ou moins de succès ces deux modes de traitement? Non : mais, pour les juger, il faut d'abord
considérer plus rationnellement la pathogénésie des
rétrécissements, dans les altérations de tissus qui

les constituent, et dans la perversion de vitalité qui engendre ces dernières. Il faut ensuite étudier physiologiquement le mode d'action de la cautérisation et de la dilatation : au moyen de cette analyse seulement, nous pourrons déterminer leur efficacité respective, et faire à chacune sa part d'action curative.

Que trouve-t-on dans la pathogénésie du rétrécissement ? On trouve d'abord la viciation de vitalité de la membrane muqueuse travaillée par la phlogose chronique ; puis ensuite le mouvement pathologique transporté dans le tissu cellulaire sous-jacent par la phlogose qui l'a envahi. Le but des moyens de traitement doit être une modification vitale à provoquer, à opérer sur les tissus altérés par le travail morbide : c'est une double action de surface et de profondeur, d'impression et de compression. C'est donc comme agents modificateurs que la cautérisation et la dilatation ou compression sont appelées à fonctionner dans le traitement des rétrécissements.

Voyons, maintenant, ce qu'il y a dans la méthode de la cautérisation perfectionnée par Ducamp. Cette méthode, tout d'abord exaltée, et portée au premier rang comme méthode générale, et comportant seule les conditions curatives, a été bientôt critiquée, et enfin condamnée comme meurtrière, comme produisant des escarres suivies de la formation du tissu inodulaire, comme formant enfin de nouveaux rétrécissements. Eh bien ! faites au point de vue où la cautérisation était considérée par ses partisans, c'est-à-dire comme agissant par la déperdition de substance, la critique et la condamnation de cette méthode étaient justes.

Mais si, d'une part, les partisans de la cautérisation avaient eu tort de fonder une méthode sur la déperdition de substance ; d'autre part, la proscription absolue de la cautérisation comme moyen thérapeutique dans la cure des rétrécissements, n'était pas moins injuste et constituait une erreur non moins grave.

Des deux parts il y a erreur. L'erreur est de ne voir dans l'action de la cautérisation qu'une déperdition de substance ; action mauvaise et proscrite à bon droit, puisque de la déperdition de substance, il suit escarre, cicatrice, tissu inodulaire, enfin une cause nouvelle de coarctation. Mais la cautérisation ne comporte pas nécessairement la déperdition de substance ; elle comporte, en dehors de cette déperdition, une action de modification vitale : action favorable, d'une efficacité puissante, et à laquelle doivent être rapportés les résultats curatifs qui ont été attribués avec raison à l'emploi de cette méthode.

Au lieu donc de voir dans la cautérisation une identité d'effets produits par la déperdition de substance, il faut considérer le rôle que joue la cautéri-

sation comme agent modificateur, et pour apprécier
ce rôle et ses résultats dans la méthode de Ducamp,
il faut analyser les effets de l'opération. Eh bien! la
vérité est que les résultats de l'opération sont très
divers, et la diversité des résultats tient à ceci : dans
la pratique de la cautérisation, suivant le procédé
de Ducamp, on dépose plus ou moins de matière
caustique sur la muqueuse ; il peut même arriver
que l'on n'en dépose pas du tout, et que l'opération
se réduise à un simple contact. De là deux effets
extrêmes, dont les conséquences sont bien différentes : ou bien il n'y a qu'une cautérisation très
superficielle, comme au contact du crayon de nitrate
d'argent fondu, et dans ce cas vous avez une simple
modification de vitalité — bon effet — résultat
curatif; ou bien, par un dépôt considérable de la
substance caustique, vous avez escarre profonde,
perte de substance, cicatrice, tissu inodulaire : partant mauvais effet — résultat funeste.

Entre ces deux cas extrêmes, il y a place pour
beaucoup de variétés, pour des résultats très divers,
dépendant du plus ou moins d'impression de la pâte
caustique déposée dans le canal, et du degré de profondeur de la cautérisation. Ces résultats se classe-
ront naturellement en deux séries, sous le titre de
bons ou de mauvais, suivant que l'opération se rap-
prochera plus ou moins de la cautérisation superficielle qui produit la modification de vitalité, ou de

la cautérisation profonde qui produit escarre et perte de substance.

Il nous a été donné, pendant une année de service que nous avons faite à l'infirmerie de l'Hôtel des Invalides, d'observer dans les salles de M. Pasquier, où abondaient les rétrécissements, traités suivant la méthode de Ducamp par l'un de ses plus habiles successeurs, d'observer, disons-nous, ces effets variés, et de constater les bons et les mauvais résultats, dont nous avons pu dresser une véritable échelle, depuis l'effet complétement nul jusqu'au succès complet, et du succès complet aux conséquences les plus déplorables. Nous avons vu l'opération échouer complétement, et ne laisser aucune suite appréciable ; nous l'avons vue suivie d'améliorations plus ou moins marquées. Nous avons vu des cures achevées, que la suite a prouvées être radicales et définitives. Enfin, nous avons observé des récidives, qui n'étaient autre chose que de nouveaux rétrécissements, ordinairement plus graves que les premiers. Nous avons noté, comme un fait digne de remarque, et qui nous a étonné tout d'abord, que loin de pécher toujours par excès de cautérisation, comme on le lui reprochait, l'opération de Ducamp péchait assez souvent par insuffisance. Nous avons, il est vrai, découvert ensuite la cause de ce fait, particulier à la pratique du maître qui fournissait le champ à nos observations, et nous la dirons tout à l'heure. En somme, on peut dresser, des résultats de la méthode de Ducamp, le tableau suivant :

1º L'opération n'était suivie d'aucun résultat : c'est qu'alors la cautérisation était manquée, et que l'impression caustique avait fait complétement défaut.

2° L'opération était suivie d'un résultat bon, mais insuffisant, ayant pour conséquence un certain degré d'amélioration : c'est qu'alors la cautérisation avait été trop légère, et l'impression caustique pas assez profonde.

3° L'opération était suivie d'un effet plus prononcé que dans le cas précédent ; c'était le résultat proprement curatif ; il y avait eu impression plus forte du caustique, telle qu'on peut supposer la formation d'une escarre ; mais d'une escarre superficielle, et donnant par hasard le juste degré de modification vitale que nous recherchons rationnellement. L'escarre n'était pas assez profonde pour donner lieu à une cicatrice de nature à provoquer le resserrement des tissus, et par suite un nouveau rétrécissement.

4° Enfin, par une cautérisation profonde, par le dépôt de la pâte nitratée sur les tissus : escarre plus ou moins épaisse, déperdition proportionnée de substance, et à la suite, tissu inodulaire dans la même mesure, germe d'une nouvelle coarctation.

La méthode de Ducamp était mauvaise, en principé, par le but erroné qu'elle se proposait : la déperdition de substance ; et cependant elle donnait souvent des résultats curatifs plus ou moins satisfaisants. Cette contradiction entre le principe et les faits paraîtra moins étrange après l'analyse que nous venons de faire : il suffit, pour l'expliquer, d'admettre que souvent l'opération restait bornée à la cautérisation superficielle, sans perte de substance. C'est le cas des 2e et 3e catégories ci-dessus.

Maintenant nous allons trouver la cause de ce résultat en pénétrant plus avant dans l'observation de la pratique à la Ducamp. Cette cause, nous la trouvons dans la légèreté de main de certains praticiens que l'expérience avait amenés, en quelque sorte instinctivement, à une craintive et respectueuse délicatesse pour la membrane muqueuse. Ce respect et cette crainte pour la muqueuse urétrale étaient, certes, chez M. Pasquier, plus qu'un sentiment instinctif ; son esprit observateur, éclairé par la pratique, avait saisi les inconvénients et les suites fâcheuses des cautérisations profondes, et la convenance et les avantages des cautérisations légères. Il y a plus ; il avait fini par exagérer cette réserve : aussi lui arrivait-il souvent, en 1838, de produire des cautérisations trop légères, et d'obtenir en conséquence des résultats qui ne répondaient pas à ce qu'il attendait de la méthode. Voilà la raison de cette observation faite par nous, durant cette année

dans le service de M. Pasquier, et signalée ci-dessus :
que souvent la méthode de Ducamp péchait par
insuffisance de la cautérisation.

Ainsi, il est vrai de dire d'une manière générale
que, lorsque l'opération de Ducamp avait des suites
heureuses, c'est que le but inscrit dans la pensée
des partisans de la méthode, la perte de substance,
était manqué; c'était lorsque la cautérisation était
superficielle, au lieu d'entamer les tissus, et de produire cette escarre profonde qui a motivé la proscription dont la méthode de Ducamp a été frappée;
mais il importe de relever de cette proscription la
cautérisation mieux entendue. En un mot, la conclusion de cette étude, c'est qu'il ne faut demander
à la cautérisation que l'effet purement modificateur.
Son action ne doit être autre chose qu'une impression de surface sur la muqueuse : impression ni trop
légère ni trop forte, mais juste suffisante pour modifier la vitalité viciée et pervertie par l'inflammation
chronique.

La dilatation doit être également considérée au
vrai point de vue physiologique. La dilatation, considérée par les iatro-physiciens comme un effort
mécanique pour forcer l'extensibilité du tissu
fibreux, et dont les effets, à ce point de vue, peuvent être avec raison regardés comme simplement
palliatifs, puisque, suivant la théorie, ils doivent
être détruits par la propriété de réaction élastique

de ce tissu, la dilatation doit être envisagée comme agent de compression, et par suite, d'excitation et de résorption. Les résultats de cette compression, quand ils ont été poussés assez loin, c'est-à-dire quand ils ont abouti à une modification vitale suffisante, persistent et sont définitifs.

L'action de la compression excentrique se fait sentir plus profondément que celle de la cautérisation ; mais elle ne peut être mise en œuvre sans exercer aussi une impression de surface, qui amène un grand inconvénient : il consiste à déterminer, par le frottement sur la membrane muqueuse, une surexcitation qui empêche de continuer les opérations, et force de suspendre le traitement pendant un temps plus ou moins long. A cet inconvénient nous possédons un remède efficace dans la cautérisation superficielle, dont l'action modificatrice éteint l'irritation d'une manière prompte, et permet ainsi de gagner un temps considérable et précieux : ce n'est pas, comme nous le verrons plus loin, le service le moins important que rende la cautérisation superficielle dans la cure du rétrécissement.

CHAPITRE III.

PREMIÈRE PHASE DU RÉTRÉCISSEMENT. — ÉTUDE PATHO-GÉNÉSIQUE DU RÉTRÉCISSEMENT DANS SES ORIGINES ET DANS SA PREMIÈRE PHASE. — ACTION PROPHYLACTIQUE ET CURATIVE DE LA CAUTÉRISATION PAR LA VOIE LIQUIDE. — QUESTION DE LA CURABILITÉ ET DE LA REPRODUCTION.

Il est bien établi que les effets de la cautérisation doivent être bornés à la modification de vitalité, sans entamer la muqueuse ; et que, pour être maintenue dans cette limite, son action doit être superficielle, et ne pas porter l'escarre au delà de l'épithélium.

Or, nous avons vu combien la méthode de Ducamp est infidèle et impuissante à assurer ce résultat. Il nous fallait un procédé nouveau, pour obtenir la cautérisation superficielle d'une manière constante, régulière et uniforme : ce procédé, nous l'avons trouvé dans la cautérisation par la voie liquide ; c'est à savoir : dans les injections d'azotate d'argent en solution concentrée, inaugurées par nous dans le traitement de la blennorrhagie.

La cautérisation superficielle de la muqueuse urétrale par la voie liquide a apporté une ressource puissante et féconde à la thérapeutique des rétrécissements de l'urètre. Et d'abord, avant l'action curative, les injections caustiques appliquées au traitement de la blennorrhagie jouent, vis-à-vis des rétrécissements, un premier rôle prophylactique plus important que tous les moyens de guérison, s'il est vrai que prévenir les maladies soit chose plus avantageuse et plus grande que les guérir. Or, l'étiologie générale des coarctations de l'urètre est dans la phlogose de la muqueuse urétrale, et il est admis universellement que, quatre-vingt-dix-neuf fois sur cent, le rétrécissement est la suite et le produit de l'urétrite chronique. La prophylaxie éloignée du rétrécissement consiste donc proprement à empêcher la blennorrhagie de passer à l'état chronique, et, la prophylaxie prochaine, à l'empêcher de persister dans cet état, quand on l'a laissée s'y établir. Supprimer, en effet, les conditions de production des rétrécissements, c'est, évidemment, prévenir et supprimer ces redoutables affections.

Ainsi que nous l'avons énoncé dans notre avant-propos, ce problème, pour être résolu d'une manière parfaite, demandait l'institution d'une méthode qui satisfît aux trois indications suivantes :

1° Faire avorter la blennorrhagie au début ;

2° La blennorrhagie, une fois développée, enrayer son cours, arrêter sa marche, la guérir, enfin, d'une manière prompte et définitive, en prévenant ainsi l'état chronique ;

3° Cet état chronique étant établi, apporter une fin certaine au phénomène interminable de la chronicité.

Or, telles sont les propriétés des injections d'azotate d'argent à haute dose. La méthode de traitement abortif et curatif de la blennorrhagie par les injections caustiques comporte donc la prophylaxie générale et absolue des rétrécissements du canal de l'urètre.

Voilà le premier point de l'œuvre de la cautérisation superficielle : prophylaxie éloignée et prochaine, absolue, c'est-à-dire, que la généralisation du traitement abortif et curatif de la blennorrhagie par la méthode des injections caustiques, doit avoir pour conséquence de prévenir les affections graves qui se rattachent à l'urétrite chronique comme à leur cause première, et, notamment, de rayer les rétrécissements du canal de l'urètre de la catégorie des infirmités humaines.

Le second point comporte la guérison ; c'est le rôle curatif que joue la cautérisation superficielle dans la cure des rétrécissements. Cette action curative aborde le rétrécissement, dès son origine, dans la blennorrhagie chronique, où elle va en saisir le germe. A ce moment, son œuvre consiste à arrêter le travail obscur par lequel la phlogose procède à l'organisation du rétrécissement, et à résoudre le noyau des altérations organiques déjà formées, en ramenant les tissus à l'état physiologique.

Cette opération pourra bien encore n'être considérée que comme une prophylaxie, par ceux qui ne voient de rétrécissement que là où existe la transformation fibreuse ; mais cette prétention nous paraît exorbitante et irrationnelle ; il y a rétrécissement du moment où le calibre du canal est diminué par le fait d'une modification pathologique des tissus. C'est faire, en tout temps, œuvre active et réelle de guérison, que de détruire un rétrécissement, à quelque période qu'il soit parvenu de son développement.

Pour approprier la méthode curative et embrasser dans ses applications tout le champ de la coarctation, depuis son point de départ jusqu'à son entier accomplissement, il nous faut, dans une analyse profonde et précise, explorer la pathogénésie du rétrécissement dans ses origines et dans ses phases successives de formation. Et d'abord voici la formule pathogénésique générale du rétrécissement normal :

La blennorrhagie, devenue chronique par défaut ou vice de traitement, s'est fixée ordinairement, à une époque plus ou moins avancée de son cours, dans un point circonscrit du canal urinaire. Limitée d'abord à la membrane muqueuse, elle pénètre, plus tôt ou plus tard, dans le tissu cellulaire sous-muqueux, et poursuit, à l'état de phlogose obscure, dans ces deux régions ou dans la dernière seulement, le travail morbide dont l'évolution constitue les périodes de formation du rétrécissement.

Cette évolution peut enfanter une diversité mul-
tiple d'altérations organiques, dont l'épaississement
de la muqueuse est le degré le plus simple. D'après
cette diversité de lésions, on a établi de nombreuses
variétés de rétrécissements : spongieux, — fon-
gueux, — ulcéreux, — turgescents, — variqueux,
— végétants, — fibreux, etc. La distinction de ces
altérations variées, existant isolées ou diversement
combinées, ne mérite pas l'importance qui lui est
accordée par quelques auteurs.

Nous ne divisons les rétrécissements qu'en deux
catégories, d'après la cause qui les a engendrés :
d'une part, la catégorie des rétrécissements produits,
suivant l'étiologie commune, par l'urétrite chronique,
et comprenant les quatre-vingt-dix-neuf centièmes
des coarctations. — D'autre part, la catégorie des
rétrécissements exceptionnels, rares, dus à d'autres
causes, soit traumatiques, soit générales : de cette
catégorie, nous faisons abstraction dans ce premier
travail.

Quant au rétrécissement ordinaire, et que nous
appelons normal, pour sa fréquence, pour la constance et la régularité de sa formation, toute division
fondée sur la diversité des altérations est vaine au
point de vue du traitement. Toutes ces altérations
sont le produit d'une cause unique, la phlogose :
elles présentent toutes un caractère identique, la
viciation de la vitalité organique. En conséquence,

elles réclament la même médication rationnelle, c'est-à-dire, accomplie, non par des opérations mécaniques, mais par l'action physiologique de la modification vitale.

Le premier point de pathogénésie important à établir pour la thérapeutique des rétrécissements, c'est de déterminer à quelle époque de la blennorrhagie remonte la lésion circonscrite qui forme le point de départ et le germe du rétrécissement. Il ne serait pas indifférent d'établir aussi dans quelle proportion de fréquence se rencontre cette lésion. Les données précises faisaient complétement défaut à la solution de ce problème. M. Marchal (de Calvi) a apporté une vive lumière sur cette question, dans une série très curieuse d'observations, comparées et analysées avec autant de justesse que de sagacité. Du travail intéressant de M. Marchal, il résulte cette conclusion générale : « Que la lésion circonscrite, qui se fixe dans un point de l'urètre, est le caractère essentiel de la blennorrhagie chez l'homme ; que cette lésion se prononce souvent à une époque peu éloignée du début de la maladie, et qu'elle a son siége ordinaire à la courbure sous-pénienne, là précisément où se forment la plupart des rétrécissements de l'urètre. »

Sur soixante-neuf cas de blennorrhagie qui composent le tableau de M. Marchal, soixante fois, c'est-à-dire un peu plus de six fois sur sept, l'urètre était le siége de lésion circonscrite, simple ou double, et cette lésion se marquait par de la résistance, par des inégalités, par de la douleur...

Sur ces soixante-neuf cas de blennorrhagie, il y a trente-six cas de blennorrhagie de première invasion, et trente-trois, de blennorrhagie réitérée. Or, la lésion circonscrite se présente trente et une fois sur trente-six, dans la première catégorie, et vingt-neuf sur trente-trois dans la seconde.

Ainsi les recherches de M. Marchal l'ont amené à cette conséquence inattendue que la blennorrhagie de première invasion s'accompagne d'une lésion circonscrite de l'urètre, souvent très prononcée, aussi bien et tout autant que la blennorrhagie réitérée.

Quant à la proportion relative à la durée de la blennorrhagie, les signes de lésion circonscrite se répartissent dans les trois catégories suivantes pour trente-six cas de blennorrhagie de première invasion :
Blennorrhagies datant d'un

mois et au-dessous : lésion :	11 néant :	1
— datant de plus d'un mois jusqu'à un an : —	14 —	3
— datant de plus d'un an : —	6 —	1
	31	.5

Total égal : 36

Mais il est une différence essentielle à établir entre la blennorrhagie aiguë et la blennorrhagie chronique. Le raisonnement conduit à admettre que la lésion circonscrite de la première période, qui n'est qu'un gonflement inflammatoire, sera résolue et disparaîtra en même temps que l'inflammation aiguë elle-même, et ce fait est prouvé par l'expérience même de M. Marchal : « Il résulte en effet de la statistique, dit-il, que, dans la blennorrhagie de première invasion, la lésion circonscrite serait plus constante et plus marquée dans les premiers temps que par la suite, ce qui revient à dire que l'inflammation circonscrite cède quelquefois. Mais, ajoute-t-il, si la blennorrhagie récidive, l'inflammation s'approfondit, épaissit les tissus dans le point occupé par la lésion circonscrite : aussi l'on voit plus de cas de résistance à un haut degré parmi les cas de blennorrhagie réitérée que parmi les blennorrhagies de première invasion. »

L'interprétation de M. Marchal concorde parfaitement avec nos idées pathogénésiques. C'est la lésion de la blennorrhagie chronique qui forme la base du rétrécissement définitif. La ligne de démarcation, il est vrai, est difficile, pour ne pas dire impossible à tracer. Mais cette démarcation est de nulle importance devant la thérapeutique rationnelle : car la cautérisation superficielle résout également les deux ordres de lésions, aiguë et chronique, en guérissant les deux ordres d'inflammation.

Il n'en est pas de même pour les deux degrés d'altérations organiques, superficielles et profondes, correspondant à la muqueuse et au tissu cellulaire sous-muqueux. On peut dire, d'une manière générale, que ces deux degrés forment deux phases bien tranchées dans la pathogénésie des rétrécissements : division fort importante en ce qu'elle forme la base de la division thérapeutique en deux phases ou périodes : en effet, la cautérisation superficielle suffit à la première phase du rétrécissement : la seconde exige le concours de la dilatation ou compression.

Ainsi dans la première période de formation du rétrécissement, la modification au moyen de la cautérisation superficielle qui guérit la phlogose chronique, la blennorrhée, suffit pour dissiper l'altération organique déjà produite par elle dans la muqueuse, et même quelquefois dans le tissu sous-muqueux : en sorte que, quand l'écoulement est arrêté, le canal de l'urètre a recouvré son calibre normal ; en sorte que le traitement de la blennorrhagie chronique par les injections caustiques comporte la cure du rétrécissement en voie de formation plus ou moins avancée ; et cet effet curatif peut être obtenu lorsque déjà la coarctation marque un degré notable.

Ce n'est point *à priori*, ce n'est point par raisonnement ou induction que nous sommes arrivé à découvrir l'action résolutive de la cautérisation superficielle sur les altérations de tissus qui forment comme les premières assises du rétrécissement : c'est par l'observation. Les faits qui, dès 1841, appelèrent sur ce point notre attention, nous frappèrent dans des circonstances où notre esprit, peu préparé à un résultat pareil, en fut trop étonné pour les admettre à la légère et sans les contrôler sévèrement.

Nous étions alors occupé à poursuivre nos expériences commencées depuis un an sur le traitement de la blennorrhagie par la méthode des injections caustiques, dans un régiment de la garnison de Lyon, c'est-à-dire, dans un champ d'observation rendu fécond par l'âge et les mœurs de nos clients, et par les facilités de chute et d'infection que présente le pays. Nous allons entrer dans des détails qui nous feront pénétrer plus profondément dans les origines des rétrécissements, et saisir les phénomènes divers liés à cet engendrement.

Notre attention fut attirée d'abord sur trois hommes qui, après le traitement d'une blennorrhagie aiguë par les injections caustiques, vinrent nous affirmer qu'ils trouvaient leur jet d'urine augmenté de volume. Ces hommes avaient eu antérieurement des blennorrhagies chroniques de plusieurs mois de durée; mais ils les croyaient bien guéries, et n'avaient pas remarqué à leur suite de diminution dans ce jet d'urine qu'après cette nouvelle maladie et ce nouveau traitement ils trouvaient augmenté. Il était naturel de supposer ces sujets dupes d'une illusion, et nous nous étions arrêté à cette conclusion, lorsque nous rencontrâmes le même phénomène chez un homme sérieux et éclairé qui avait parfaitement constaté chez lui l'existence d'un rétrécissement datant déjà de plusieurs années. Cet homme est le sujet des observations 10° et 11°, rapportées dans notre premier mémoire sur le traitement abortif et curatif de la blennorrhagie par la méthode des injections caustiques, et l'on trouve à la suite de la 11° observation le fait noté en ces termes : « Il est bon de noter en passant que ce sujet, atteint d'un commencement de rétrécissement qu'il fait remonter à six années, m'a dit avoir remarqué que, depuis les cautérisations, il urine plus librement (1). »

Notre attention une fois fixée sur ce point, nous nous mîmes à examiner soigneusement l'état du canal dans toutes les blennorrhées avant de commencer le traitement, et nous sommes arrivé à constater ce fait comme une loi presque générale : toute blennorrhagie qui a persisté un certain temps à l'état chronique, connu sous le nom de blennorrhée ou goutte militaire, est accompagnée d'une coarctation du canal, qui souvent, au commencement, échappe à l'attention distraite des sujets qui en sont porteurs, et qui ne peut être constatée que par le cathétérisme.

---

(1) *Journal de médecine* de Lyon. (Juillet 1842.)

Des observations nombreuses et longtemps poursui-
vies sont venues nous expliquer les faits que nous
avons cités plus haut, et nous avons acquis la certitude que l'urétrite chronique peut passer pour être
guérie lorsqu'elle existe encore, et qu'alors l'œuvre
de formation du rétrécissement s'accomplit ignorée.

Voici comment les choses se passent alors : après
une certaine durée de la blennorrhagie, l'inflammation, communément fixée dans un point du canal,
descend à un degré de phlogose obscure qui n'est
plus perçue, et les sujets n'ont pas conscience du
travail morbide qui s'accomplit sous son influence.
Il n'y a pas d'écoulement apparent ; le peu de sécrétion qui a lieu se perd dans la miction, et l'œuvre
d'altération marchant lentement, le jet d'urine est
modifié d'une manière tellement insensible, que son
changement n'est pas remarqué par des jeunes gens
inattentifs, insouciants, distraits par l'emportement
de l'âge et du plaisir. Supposons un homme dans
cet état, surpris par une nouvelle blennorrhagie, et
que celle-ci soit traitée par les injections caustiques :
la cautérisation superficielle agit sur le fonds ancien
de la phlogose, et par la modification énergique de
la vitalité, la guérit radicalement et résout l'altération qui formait le noyau du rétrécissement ; cela
explique comment, après le traitement d'une nouvelle blennorrhagie par les injections caustiques, le
jet d'urine se développe, au grand étonnement du

malade, qui n'en avait pas remarqué la diminution accomplie par une gradation insensible.

Tous les écoulements chroniques ne sont pas accompagnés de coarctation de l'urètre; mais on peut dire d'une manière générale presque absolue que c'est une affaire de temps : lorsque la phlogose, dont l'écoulement ou le suintement sont le produit et le symptôme, se prolonge, elle aboutit fatalement au rétrécissement.

Les conséquences du rétrécissement sur la fonction urinaire ne sont pas produites dès le commencement, et leur production peut rester inaperçue assez longtemps; parce que, d'abord, la vessie, dans la plénitude de son énergie, pousse l'urine avec une force qui surmonte ou efface les obstacles d'une coarctation peu considérable ; parce que, ensuite, les changements qui affectent le jet urinaire se font par une gradation insensible qui empêche de les remarquer. Mais il arrive enfin un moment, plus tôt ou plus tard, suivant les cas, où, par l'accroissement de la lésion organique et l'augmentation de la coarctation, coïncidant avec l'affaiblissement des muscles de la vessie, l'obstacle à la miction donne des signes manifestes.

C'est alors que les malades, porteurs de blennorrhées anciennes, plus ou moins prononcées, remarquent la déformation du jet urinaire, la diminution de son volume, les besoins fréquents d'uriner, signes qui dénoncent une altération organique, dont le cathétérisme peut seul cependant constater positivement l'existence. Or, traitez ces blennorrhées à ce moment par les injections caustiques; lorsque l'écoulement est supprimé, la fonction urinaire est rétablie dans sa parfaite intégrité; et au moyen du cathétérisme vous reconnaîtrez le rétablissement du calibre du canal, et la disparition des résistances, des obstacles qui avaient été constatés. Il faut bien avouer alors qu'il y a eu cure complète de la phlogose, et résolution des lésions organiques qui formaient la coarctation. Et il est évident que si la modification de vitalité a été suffisante pour guérir entièrement la phlogose et ramener les tissus à leur état sain et normal, il n'y a pas lieu de craindre la reproduction du rétrécissement : cela est évident, disons-nous ; et pour le contester, il faudrait avancer que vous devez craindre encore les effets quand vous avez supprimé la cause.

Nos conclusions ont été confirmées depuis longtemps par la pratique; nous nous bornerons à citer le premier témoignage qui est venu les appuyer, celui du docteur Greppo. Voici ce qu'on lit dans le *Journal des connaissances médico-chirurgicales* (mars 1846), analysant le travail de M. Greppo, publié dans le *Journal de médecine* de Lyon, de novembre 1845 :

« On sait que cette forme (la goutte militaire) est génératrice des rétrécissements : il est fort souvent arrivé à M. Greppo de constater l'état du canal avant de faire l'injection ; le plus souvent il a trouvé de la résistance dans de certains points , causée sans nul doute par la tuméfaction de la membrane. C'est là qu'est le germe de la coarctation future, et le lavage caustique a pour effet constant de le détruire. M. le docteur Debeney a donc rendu, ne fût-ce que pour cette seule circonstance, un grand service en substituant le caustique liquide au nitrate d'argent solide que quelques chirurgiens portaient dans le canal. »

Elle peut durer longtemps et s'étendre même à un grand nombre d'années, cette première phase du rétrécissement, dans laquelle la coarctation de l'urètre, portée quelquefois à un degré fort avancé , peut être détruite complétement par les seules injections caustiques. Sans doute la modification vitale, par laquelle ce résultat est obtenu, peut être déterminée par d'autres moyens ; car il existe, dans l'histoire des rétrécissements , quelques faits où l'on trouve le double effet de guérison de la blennorrhée et d'effacement du rétrécissement produit par la dilatation. Ce moyen agissait alors, non pas comme cela est dans l'opinion des iatro-mécaniciens , par l'extension forcée du tissu fibreux ; la dilatation opérait, comme agent perturbateur, une action modificatrice, et partant durable de la vitalité des tissus. Mais l'action de la dilatation est infidèle et offre des chances bien contraires ; cet effet curatif que nous venons de mentionner ne représente que des faits exceptionnels : le plus souvent la dilatation donne lieu à des surexcitations qui ne font qu'entraver le traitement. La cautérisation, au contraire, donne une modification certaine et constante.

Il semble que la cautérisation superficielle ne doit avoir qu'une action limitée à la membrane muqueuse ; cependant on est conduit à admettre dans certains cas que cette action se fait sentir plus profondément, dans les cas où le degré de la coarctation est trop considérable pour que l'altération seule de la membrane muqueuse puisse en rendre compte, et où il faut, pour expliquer cette coarctation, admettre un état pathologique dans les tissus sous-jacents. Lorsque, dans cette hypothèse, la cure est effectuée par la seule cautérisation, il faudra bien admettre que son action a porté sur les tissus profonds, c'est-à-dire, que le mouvement vital imprimé à la muqueuse leur a été transmis. Il n'y a rien là que de très concevable et de très physiologique. Mais en tout cas cette efficacité curative sur les altérations profondes ne représenterait que l'exception. En général, lorsque le rétrécissement est porté à un certain degré, les altérations organiques qui le constituent sont d'une résolution moins facile, et la cautérisation seule ne suffit plus. Cet état marque une seconde phase dans le rétrécissement.

La durée de la première phase du rétrécissement,

pendant laquelle la cautérisation superficielle peut suffire à la cure complète, n'est pas susceptible d'une limitation déterminée, non plus que le degré de coarctation qu'elle comporte. En d'autres termes, des rétrécissements peuvent être parvenus à un degré plus ou moins avancé, quelquefois considérable, de coarctation, et rester nonobstant, plus ou moins longtemps, susceptibles d'être guéris radicalement par la seule modification produite au moyen de la cautérisation superficielle.

Nous avons recueilli de nombreuses observations à l'appui de cette proposition; nous allons en donner deux pour servir d'exemple. Toutes deux offrent cela de remarquable que, la guérison n'étant pas complète à la cessation du traitement, la cure a été parachevée par la seule impulsion du travail modificateur déterminé par la cautérisation. Nous saisirons à ce propos l'occasion de discuter la question si étrangement faussée de la guérison radicale et de la récidive, et de rétablir la vérité sur les débris de l'erreur. Le premier cas est curieux à un autre titre, comme présentant la coarctation du canal dans toute l'étendue de la région spongieuse de l'urètre.

Observation Iʳᵉ. — *Rétrécissement noté depuis trois ans à la suite de blennorrhagies répétées. — Diminution du calibre du canal dans toute la région spongieuse de l'urètre.*

M. A...., officier d'infanterie, 45 ans, avait eu un grand nombre de blennorrhagies, si mal traitées et tellement entées les unes sur les autres, que depuis huit ans il n'avait jamais été sans écoulement. Son état enfin représentait une goutte militaire permanente avec des exacerbations successives. Depuis près de trois ans M. A... avait commencé à remarquer les signes de la coarctation. La diminution du calibre du canal était arrivée à un degré notable, et le jet de l'urine était extrêmement ténu lorsque j'explorai le canal de l'urètre le 6 juillet 1841.

Au moyen d'une bougie olivaire de deux millimètres je coustatai une variété de rétrécissement remarquable et très rare, à savoir : la diminution du calibre du canal dans toute l'étendue de la région spongieuse ; la bougie olivaire, préssée et gênée uniformément dans tout le parcours de cette région, trouvait une pénétration facile dans la portion membraneuse ; l'altération de la muqueuse était appréciable à la vue à l'orifice du méat. Je diagnostiquai la tuméfaction, l'augmentation hypertrophique de la muqueuse de toute la région spongieuse.

Nous ouvrons ici une parenthèse pour bien établir l'existence de ces diminutions de calibre du canal dans une grande étendue, bien que le mot de rétrécissement représente en général à l'esprit une coarctation limitée à un point plus ou moins circonscrit, et que ce soit là le cas ordinaire. On conçoit facilement la formation de ces rétrécissements étendus chez des sujets dont la muqueuse de l'urètre est travaillée pendant longtemps par le mouvement phlegmasique, dans le cours de blennorrhagies de très longue durée, passant par des phases successives d'acuité et de chronicité. La phlogose chronique, sans cesse augmentée et stimulée par des retours d'irritation aiguë, forme le fonds ou le foyer de l'altération organique.

Le rétrécissement du canal de l'urètre dans une grande étendue, embrassant dans cette étendue toute la surface du canal, et sans point circonscrit de co-arctation, est un fait qui ne répugne nullement aux lois pathogénésiques connues : nous croyons l'avoir constaté par des explorations diagnostiques dans plus d'un cas; enfin le hasard nous en a offert, le 10 juin 1846, la preuve anatomique dans l'amphithéâtre de M. Ricord. L'état du malade, dont nous avons commencé l'observation, s'est trouvé représenté avec une exactitude frappante dans l'autopsie de l'hôpital du Midi. Voici l'extrait du procès-verbal d'autopsie :

« Le diagnostic d'un ramollissement aigu du cerveau ayant été vérifié dans le ramollissement du corps calleux gauche, nous passons à l'examen de l'urètre : *de l'extrémité du canal à la région membraneuse, muqueuse altérée uniformément dans toute son étendue ; coloration rouge-noir, lie de vin, épaississement manifeste au point d'union des deux portions spongieuse et membraneuse, changement brusque, sans transition, de la couleur lie de vin au blanc pâle ; membrane saine ;* à côté du verumontanum, à droite, plaque rosée de l'inflammation ; prostate saine ; vésicule séminale tuméfiée, rouge; inflammation chronique; cordon déférent un peu plus gros : épididyme détruit par la suppuration. »

Nous revenons à notre observation.

En conséquence du diagnostic que j'avais formé, j'instituai

le traitement par la cautérisation superficielle, pratiquée dans toute la longueur du canal. Neuf injections caustiques furent faites dans l'espace de quarante-cinq jours. Suppression de l'écoulement, agrandissement du calibre du canal, marqué par l'augmentation notable du jet de l'urine, tellement notable que le sujet se refuse à la dilatation que je lui proposais. Le canal admettait une bougie de six millimètres un tiers, dont l'olive, toujours serrée dans la région spongieuse, se trouvait plus à l'aise dans la portion membraneuse.

Ici se présente la question de savoir si cette cure peut être considérée comme solide et garantie contre les récidives. L'énoncé seul de la question paraîtra exorbitant à ceux qui posent la reproduction des rétrécissements comme une nécessité fatale, comme une condition inhérente à leur nature. La négative pour eux ne serait donc pas douteuse, et pourtant le résultat ici leur a donné tort. Pour nous, il est vrai, dans des cas semblables, nous ne nous croirions pas autorisé à affirmer d'avance la non-reproduction d'un rétrécissement non complétement guéri ; mais nous nous garderions d'en nier la possibilité. Car les faits établissent que la cure peut arriver à se compléter, et cela par une opération vitale que nous concevons parfaitement et que nous essayerons d'expliquer.

Nous allons donc, à ce propos, saisir l'occasion de discuter et de mettre dans son jour véritable la question de la solidité de la cure ou de la reproduction des rétrécissements, si faussement présentée par les iatro-mécaniciens. Nous allons établir ces deux points :

1° Ainsi que nous l'avons déclaré en commençant, la cure des rétrécissements est radicale, absolue et sans récidive, lorsqu'elle est basée sur la modification complète des tissus dont l'état pathologique forme la coarctation ;

2° Ce qui est plus fort, lors même que le rétrécissement n'est pas complétement effacé, la cure peut se parfaire, après la cessation du traitement, par la continuation de l'action modificatrice imprimée à la vitalité des tissus par la cautérisation.

1° Et d'abord nous affirmons hautement que cette incurabilité des rétrécissements, que cette fatalité de reproduction, posées comme un fait général et absolu, est une grosse, une énorme erreur. Nous en avons la certitude, acquise par la plus constante et la plus rigoureuse expérience, et nous ne saurions voir, dans l'incurabilité ou la récidive, autre chose qu'un vice de traitement. Raisonnons ; nous sommes en mesure de confirmer, par les faits, les données de la logique :

Qui fait la récidive ? qui détermine la reproduction des rétrécissements ? C'est la persistance, à un degré quelconque, de la lésion organique qui constitue le rétrécissement. Si la lésion organique est complétement détruite, et si la cause pathologique qui l'a engendrée est totalement supprimée, il n'y

aura pas de reproduction, car elle serait un effet
sans cause. Or, cette condition peut être réalisée.
Si la chose n'a pas été observée par les iatro-mécaniciens, c'est que les traitements institués ont été
incomplets, c'est que la condition essentielle de la
cure a fait défaut. Et il n'en peut être autrement,
car le défaut dans le traitement est érigé en principe dans les fausses théories qui ont cours.

Y a-t-il lieu de s'étonner des conséquences déplorables auxquelles aboutit la pratique, lorsqu'on voit
professer publiquement, en pleine société de chirurgie, sans qu'une voix s'élève pour protester, la doctrine la plus erronée, la plus contraire à la guérison
des rétrécissements, et qui doit avoir pour effet
nécessaire, fatal, de préparer, d'assurer leur reproduction? Cette doctrine proclame *que le meilleur
traitement est celui qui modifiera le moins la vitalité
de l'urètre* (1).

Mais le rétrécissement n'est-il donc pas produit
par un tissu morbide? et alors, pour le guérir, n'est-
il pas nécessaire de modifier ce tissu? La condition
essentielle de la guérison n'est-elle pas précisément
dans la modification de la vitalité des tissus qui

____

(1) La doctrine en question a été émise par le docteur Beniqué. Elle
avait été publiée déjà par lui dans un travail couronné par l'Académie
des sciences, en 1844. — Ceci a été écrit en 1846, mais n'en est pas
moins de saison aujourd'hui, car les idées du docteur Beniqué n'ont
fait que gagner du terrain.

constituent le canal, et dont l'altération a produit le rétrécissement? C'est évident ; c'est là qu'est la cure.

Il n'est pas douteux que, lorsque vous aurez, par des manœuvres précipitées, effacé un rétrécissement sans modifier la vitalité morbide qui l'avait engendré, la cause que vous aurez laissée subsister devra nécessairemeut reproduire le même effet. Mais, résolvez, guérissez complétement l'altération organique qui formait la coarctation ; supprimez totalement la cause qui avait produit et maintenait cette altération, et vous n'aurez pas à redouter de reproduction, car, encore une fois, ce serait un effet sans cause.

Est-il besoin de dire que le canal de l'urètre ne se trouvera pas sans doute à l'abri de nouveaux rétrécissements? mais, pour la formation d'une nouvelle coarctation, il faudra une nouvelle déviation de la vitalité, une nouvelle activité pathologique, c'est-à-dire, une nouvelle phlogose chronique. Les faits que nous avons recueillis sont assez nombreux pour confirmer cette conclusion de nos raisonnements : le maintien du canal urétral rétabli par un traitement complet, — la non reproduction du rétrécissement une fois parfaitement guéri, sont un point de doctrine conforme aux lois d'une saine physiologie, et démontré par l'observation.

Cette première proposition trouvera dans la seconde une confirmation *à fortiori*.

2° Ce traitement complet, cette guérison parfaite sont acquis par la modification de vitalité des tissus morbides. Nous avons à établir, pour notre second point, que cette action modificatrice peut durer encore après la cessation du traitement, parfaire la guérison du rétrécissement et achever le rétablissement du calibre du canal.

C'est le cas de l'observation que nous avons laissée plus haut, au point où le canal admettait une bougie de 6 millimètres 1|3, dont l'olive, toujours pressée par la région spongieuse, se trouvait plus à l'aise en arrivant dans la région membraneuse, c'est-à-dire que le canal, élargi notablement, n'était point tout à fait rendu à ses dimensions normales. Certes, pour les partisans de l'incurabilité et de la récidive, c'était bien dans ce cas que la reproduction ne pouvait manquer. Or, c'est le contraire qui a eu lieu ; mais, avant d'en venir au fait, je dois m'élever en théorie, et par le raisonnement, contre cette doctrine de pronostic absolu, qui conclut fatalement à la reproduction, partout et toujours. Dans les cas semblables à celui que nous examinons, où la cure n'est pas complète, la modification vitale, qui doit en faire la base, n'ayant pas achevé son œuvre, je dis que trois éventualités sont possibles.

1° Ou bien les choses resteront dans l'état où nous les avons restituées, le travail phlegmasique étant terminé, bien qu'il reste un peu d'épaississement de

la muqueuse, dont cet état, légèrement hypertrophique, est devenu comme l'état normal ;

2° Ou bien la phlogose, n'ayant pas été complétement dissipée, son travail obscur, qui n'a pas été
suffisamment enrayé, va continuer, et la lésion orga-,
nique, momentanément suspendue et en voie de
résolution, reprendra de l'accroissement; ce sera la
reproduction que vous représentez à tort comme
une loi générale ;

3° Ou bien enfin l'avenir est au nouveau travail de
modification suscité par l'action du nitrate d'argent;
alors la résolution commencée s'achèvera, et la
guérison sera parfaite. On verra alors le jet d'urine,
au lieu de diminuer, aller en augmentant, et fournir
la preuve d'une réparation qui s'achève après le
traitement, sous l'influence prolongée de l'impulsion
imprimée par lui à la vitalité des tissus. Or, cette
dernière éventualité n'est point une conjecture arbi-
traire appelée au secours d'une idée préconçue. Ce
n'est qu'après des résultats positifs que nous avons
cherché l'explication qui pouvait rendre compte des
faits. Ce résultat s'est produit à nos yeux, pour la
première fois, dans l'observation que nous avons
exposée ci-dessus, et que nous terminons.

Le jet urinaire est allé en développant son ampleur pendant
quelque temps encore après la cessation du traitement, et
le cathétérisme pratiqué au bout de trois mois, introduisait
dans le canal une bougie de sept millimètres deux tiers. Le

progrès accompli depuis la cessation du traitement était ainsi représenté par un agrandissement de un millimètre un tiers. Cet état s'est maintenu jusqu'à l'époque où j'ai pu le constater de nouveau en 1849, c'est-à-dire huit ans après.

L'observation suivante de rétrécissement dans la première phase, guéri par la cautérisation superfi- cielle, présente aussi le cas du mouvement curatif prolongé après la cessation du traitement.

Observation IIe.

M. P..., militaire de 46 ans. Des blennorrhagies nombreu- ses et répétées laissent une blennorrhée avec des exacerba- tions après les excès de régime ou de plaisir, marquées par une augmentation de douleur et d'écoulement, et plus ou moins de gêne dans la fonction urinaire. Après trois ans de cet état, il y a quinze mois environ, la gêne de la miction est devenue constante, et est allée en augmentant jusqu'à ce jour, 10 mai 1842, où, à la suite d'une exacerbation nouvelle, il y a rétention complète d'urine qui force M. P... d'invoquer le se- cours de l'art.

10 mai 1842. A l'exploration du canal, je constate un rétré- cissement à quatorze centimètres, à travers lequel je parviens à passer, non sans beaucoup de peine, une sonde de deux milli- mètres. Les trois jours suivants, la vessie se vide par gouttes. Le 14 mai, j'introduis une sonde de deux millimètres un quart, qui ne peut être supportée ; immédiatement injection caustique.— Le 20, deuxième injection caustique.—Le 26, je passe une bou- gie de quatre millimètres ; il y a de la douleur, troisième injec- tion caustique. — Le 2 juin, quatrième injection caustique. — Le 10 juin il n'y a plus d'écoulement, plus aucune douleur dans le canal, et je passe facilement une bougie de six millimètres.

À ce moment M. P... est obligé de s'éloigner pour le service.
J'espérais, d'après quelques précédents acquis, que le travail
de modification déterminé dans les tissus en proie à l'altération
organique par la cautérisation, continuerait à s'accomplir
jusqu'à complète résolution et parfaite guérison, et j'étais
très curieux de vérifier la chose. Quatorze mois après seulement, je retrouvai l'occasion d'examiner cet urètre, où je pus
introduire d'emblée une bougie de sept millimètres. Ainsi, loin
de présenter du resserrement, le canal offrait un élargissement marqué par un millimètre, accompli depuis la cessation
du traitement. En 1847, quatre ans après, M. P... me dit que
les choses étaient restées dans le même état.

CHAPITRE IV.

DEUXIÈME PHASE DU RÉTRÉCISSEMENT. — DEUX TEMPS
DE TRAITEMENT. — LE PREMIER TEMPS A LA CAU-
TÉRISATION SUPERFICIELLE. — LE DEUXIÈME TEMPS
AU CONCOURS DE LA CAUTÉRISATION ET DE LA DILA-
TATION.

Nous abordons la deuxième phase du rétrécissement, à ce moment où la cautérisation superficielle
seule ne suffit plus à détruire la coarctation ; c'est-
à-dire que la modification vitale que l'on peut produire par son moyen n'est pas assez étendue pour
résoudre et dissiper les altérations formées principalement dans les tissus profonds. Les moyens de
cette modification profonde, c'est à la dilatation

qu'il faut les demander, et c'est la dilatation qui les fournit. La compression qu'elle exerce sur les parois de l'urètre excite dans les tissus pathologiques situés profondément ce mouvement vital, modificateur, agent de résolution et de résorption.

La cautérisation superficielle ne suffit plus à résoudre la coarctation arrivée à cette période ; mais elle y fait son œuvre, et son action épuisée laisse deux résultats qui forment la tête de notre opération thérapeutique. Le calibre du canal est élargi dans une certaine mesure, et l'écoulement est supprimé. Ce dernier fait prouve évidemment la modification de la membrane muqueuse ; et si cette modification a été poussée assez loin, la phlogose étant guérie, la sécrétion morbide est tarie dans sa source. C'est un résultat qui persiste, un résultat définitif.

Et cependant, si l'on s'en tient là, l'écoulement peut reparaître ; mais alors la source en est dans une autre sécrétion produite sur un autre point par une irritation nouvelle. Voici ce qui se passe alors : la phlogose de la membrane muqueuse étant guérie, le travail morbide continue dans les tissus sous-muqueux, et arrive, par le rétrécissement qu'il forme, à présenter un obstacle considérable au cours de l'urine : le jet de celle-ci, arrêté par l'obstacle, exerce un effort de pression latérale sur les parois de l'urètre derrière le rétrécissement ; d'où

il suit irritation de la muqueuse, irritation sécré-
toire qui fournit un nouvel écoulement.

Tels sont l'origine et le mode de production des
écoulements déterminés et entretenus par les rétrécissements de l'urètre que l'on a laissés marcher et
se développer. Mais il y a loin de là à rapporter,
ainsi qu'on l'a fait, au rétrécissement, l'origine et la
cause de tous les écoulements qui se rencontrent
avec la coarctation du canal, et même quelquefois
sans la coarctation qu'on veut leur donner pour
cause. Cette généralisation de l'étiologie des écoulements anciens ne représente qu'un vice de logique.
On ne peut pas dire, sinon d'une manière exceptionnelle, ou plutôt spéciale à une certaine période,
que l'écoulement reconnaît pour cause le rétrécissement. Le rétrécissement est lui-même le produit
de la phlogose dont la sécrétion morbide est le premier symptôme. Postérieur à l'écoulement, il ne
saurait en être la cause. Et même, ainsi que nous
l'avons dit, l'écoulement primitif peut cesser par
l'extinction de la phlogose dans la muqueuse, lorsque
cette phlogose persiste, et continue son élaboration
morbide dans les tissus profonds; et si ensuite l'é-
coulement vient à se reproduire, c'est par le mode
de production que nous avons décrit.

Pour résumer cette étude et synthétiser la question, nous dirons que, dans les rétrécissements non
traités, il arrive une époque où peuvent se trouver

réunies deux sources d'écoulement : une dont la cause lui est commune avec celle du rétrécissement, et qui a précédé ce dernier ; une autre qui est l'effet de la coarctation, et qui l'a suivie : en un mot, une antérieure et une postérieure pour leurs rapports de date et de situation dans le canal.

Le traitement des rétrécissements à la deuxième phase se compose, avons-nous dit, des moyens combinés de la cautérisation superficielle et de la dilatation que nous appellerions plus exactement compression. En premier lieu et de prime abord, il faut procéder toujours par la cautérisation, puisque, jusqu'à un certain degré, c'est-à-dire dans la première période, la modification qu'elle détermine peut suffire, et que ce n'est qu'après avoir constaté son insuffisance qu'il faut en appeler à la compression. Or, le degré où cette modification sera insuffisante, et où la compression deviendra nécessaire, ne pouvant être déterminé d'avance d'une manière certaine, il faut voir tout d'abord ce que la cautérisation peut donner, et commencer par réaliser ses résultats dans la mesure que comporte chaque cas particulier. La cautérisation superficielle forme ainsi le premier temps du traitement. C'est dans tous les cas une opération préalable, nécessaire pour préparer la mise en œuvre de la dilatation, puisqu'elle a pour effet de guérir la phlogose chronique de la muqueuse, et par conséquent de placer cette mem-

brane dans la condition la plus favorable pour sup-
porter les manœuvres de la compression.

Cette première œuvre accomplie, le rôle de la
cautérisation n'est point fini; et il sera nécessaire
d'y avoir recours pendant le second temps pour remplir de nouveau la même indication importante ra-
menée par l'exercice même de la dilatation. En effet,
la dilatation, cette compression excentrique dirigée
contre les tissus profonds, ne peut être exercée sans
produire une action sur les surfaces avec lesquelles
les instruments de dilatation sont en contact immédiat, c'est-à-dire, sans offenser la membrane muqueuse. Il résulte de cette action une irritation, ou
une surexcitation de la phlogose chronique, si celle-
ci n'avait pas été éteinte préalablement. Par suite de
cette irritation ou surexcitation, le contact des bougies devient douloureux au point de forcer à arrêter
la dilatation et à suspendre le traitement. Cette suspension, plus ou moins longue, sera nécessitée de
rechef et plus facilement par de nouvelles manœuvres ; il s'ensuit une grande perte de temps et des
souffrances très fâcheuses par la réaction qu'elles
exercent sur l'innervation , sur le moral des patients.

Ainsi, le premier effet de la dilatation, c'est, par
la pression, et surtout par le frottement des bougies,
de surexciter la phlogose ; au bout d'un temps quelquefois assez court, variable d'ailleurs suivant la

sensibilité de la muqueuse, celle-là subordonnée elle-même à l'état pathologique de celle-ci. Dans les cas où il n'y avait plus de phlogose, la même cause, après une plus longue durée d'action toutefois, reproduit l'irritation de la membrane, et l'on se trouve dans les mêmes conditions. Il y a réapparition ou augmentation de l'écoulement, élévation de la sensibilité; et la douleur, croissant de jour en jour, devient telle au passage et au séjour des bougies qu'elles ne peuvent plus être tolérées par le malade. Force est alors de cesser les manœuvres, et voilà le traitement suspendu. Cette interruption, si l'on attend, comme c'est la règle commune, que les accidents disparaissent en laissant l'irritation se dissiper d'elle-même, cette interruption durera dix, quinze jours et même plus. Les remèdes apportés pour combattre cette irritation sont sans résultat; les praticiens même qui appliquent des sangsues au périnée, n'y gagnent pas davantage; car le dégorgement du système cutané réagit à peine sur la muqueuse de l'urètre.

Quand ensuite on reprend la dilatation, il y a deux choses à observer : en premier lieu, les bougies que l'on peut introduire sont tout au plus d'un calibre égal à celui auquel on était parvenu; le plus souvent même, on est obligé de descendre à un numéro inférieur : ce qui prouve que le rétrécissement est tout au plus au même point, quand il ne reste pas un peu de la tuméfaction produite par l'irritation, ce qui est le cas le plus ordinaire ; en second lieu, la surexcitation de la phlogose, dans des tissus rendus plus susceptibles par une première irritation, devient plus facile, plus prompte, et l'on aboutit, après une moins longue durée des manœuvres reprises, à la nécessité d'interrompre de nouveau, et plus vite, la dilatation dont le champ d'action se trouve ainsi, à chaque reprise, de plus en plus limité.

Eh bien ! nous avons dans la cautérisation superficielle le moyen de parer à tous ces inconvénients, d'éviter les longues interruptions , et d'accélérer encore le traitement par le fait même de l'action caustique. Avec une ou deux injections caustiques on éteint complétement la surexcitation, et au bout de quatre à huit jours on peut reprendre le traitement, et avec de nouveaux avantages : car on observe deux choses contraires aux choses défavorables signalées ci-dessus. D'abord comme la membrane muqueuse, siége de la surexcitation, se trouve elle-même modifiée par la cautérisation, on trouve, à la reprise du traitement, les parties dans des conditions meilleures, en sorte que de suite on peut introduire des bougies d'un calibre supérieur à celui auquel on était arrivé avant la suspension : ce qui nous donne un progrès au lieu de la rétrogradation observée ordinairement. Ensuite, la sensibilité, au lieu d'avoir été excitée, a été amortie, et par conséquent le retour de la surexcitation devient moins facile, moins prompt ; de telle sorte que le champ d'action de la dilatation, que nous avons montré de plus en plus limité dans les méthodes ordinaires, se trouve au contraire ici de plus en plus agrandi.

En considérant la puissance d'action de la dilatation et son efficacité dans la cure du rétrécissement, nous sommes obligés de conclure que ceux qui en font peu de cas n'ont su ni l'apprécier, ni l'employer. Que dirons-nous de ses détracteurs ?

La question pratique d'exécution, des modes et procédés de dilatation a été amplement élucidée par les travaux modernes, dont le résultat général a été de substituer la dilatation temporaire et progressive à la dilatation permanente. Les variétés qu'elle comporte sont correspondantes aux diversités des circonstances pathologiques ; nous n'avons pas à entrer ici dans ces détails, auxquels des iatro-mécaniciens minutieux ont donné une importance exagérée.

Nous dirons seulement quelques mots pour fixer d'une manière générale l'esprit qui doit diriger la dilatation, à l'effet d'obtenir le mode d'action le plus approprié au but que nous poursuivons. La dilatation temporaire progressive consiste dans l'introduction et le remplacement successif, plus ou moins rapide, de bougies d'un calibre graduellement croissant. La conicité des bougies peut suppléer à leur remplacement avec des avantages que nous avons entendu proclamer à M. Pasquier en 1838. Nous avons apprécié par nous-même les avantages des bougies coniques dès le début de notre pratique des rétrécissements, et nous les avons notés en ces termes il y a douze ans : « Je ferai une remarque ici à propos des bougies coniques. Elles offrent un grand avantage, en ce qu'elles permettent de graduer et d'augmenter la dilatation sans changer d'instrument, et dans la même opération ; il suffit de pousser la bougie, dont le calibre augmente au fur et à mesure de sa pénétration (1). »

Cette propriété permet de pousser la dilatation sans multiplier les changements de bougies, et de ménager ainsi les parties saines du canal, en limitant l'action de la compression aux tissus qui forment le rétrécissement. Une seule bougie conique peut représenter une douzaine de ces bougies cylindriques graduées par sixièmes de millimètre, au moyen desquelles on a cherché à pratiquer la dilatation rapide ; et, par l'allongement du cône, on peut obtenir une gradation plus insensible dans l'augmentation de calibre.

L'époque du traitement est la circonstance qui influe sur la marche qu'il convient d'imprimer à la dilatation, c'est-à-dire, sur la rapidité des changements et sur la mesure des calibres qui se succèdent.

(1) De l'application de la méthode des injections caustiques à la cure du catarrhe vésical. IIe observation (janvier 1845.)

Au début, lorsque, en général, les tissus cèdent plus facilement, nous poussons la dilatation plus vivement jusqu'à ce que la surexcitation soit déterminée. Après avoir éteint la surexcitation par la cautérisation superficielle, nous reprenons la dilatation plus doucement alors, c'est-à-dire, avec une bougie conique à cône plus allongé; car, à mesure que l'on avance, on trouve les tissus plus durs, plus opiniâtres; et, comme il faut agir par la pression plus que par le frottement, nous laissons en place la bougie un certain temps, autant qu'elle se trouve pressée et retenue dans la coarctation : la cessation de cette constriction appelle l'augmentation de calibre pour laquelle il suffit d'enfoncer la bougie conique avec ménagement. Une pression continue est ainsi exercée pendant un quart-d'heure, une demi-heure et même plus, à moins que la douleur ne surgisse, ce qui est une indication formelle de mettre fin à l'opération.

Nous n'attachons nulle importance à précipiter la dilatation, et c'est bien à tort, selon nous, que la dilatation rapide a été présentée en thèse générale comme un progrès, au titre de procédé, et même de méthode. En général, l'action brusque et précipitée n'entre pas dans la voie physiologique, si ce n'est comme moyen perturbateur ; il faut nécessairement du temps pour l'accomplissement de l'opération vitale de la résolution, de la résorption des tissus pathologiques, et la dilatation rapide ne peut être bonne qu'à précipiter la surexcitation de la muqueuse quand on se l'est proposée dans un but de modification vitale. Quant à la dilatation instantanée, au rétablissement immédiat d'un canal formé par des tissus vivants, et rétréci où obturé par lésion pathologique, nous concevrions ce langage dans la bouche d'un mécanicien, d'un fabricant d'armes à feu ou d'instruments de chirurgie, non dans la bouche d'un physiologiste.

Nous nous sommes aperçu de bonne heure de l'insuffisance des bougies à produire la compression nécessaire dans certains cas où les tissus indurés présentent une résistance définitive supérieure à l'effort qu'il est possible de développer avec ces instruments. Le cathéter métallique offre bien l'élément de solidité désirable; mais on ne peut le mettre en œuvre sans un frottement, un tiraillement des surfaces dans le sens de la longueur de l'urètre, d'avant en arrière, effort assez considérable pour offenser gravement la muqueuse, et menacer de la rompre dans le point de passage de la membrane saine au tissu induré. Il y avait donc à résoudre le problème de développer graduellement un effort puissant de compression excentrique, c'est-à-dire, un effort dirigé uniquement dans le sens latéral, produit sur place, et sans faire cheminer d'instrument le long du canal. Le seul moyen qu'on puisse imaginer pour atteindre ce but, c'est d'augmenter sur place le volume d'une sonde, composée de pièces mobiles, introduite préalablement dans l'urètre, en produisant l'écartement de ces parois mobiles, par l'intromission de tiges métalliques jouant le rôle de coins, ou par un autre mécanisme. L'instrument perfectionné de M. Perrève, construit pour être mis en jeu suivant ce premier plan, remplit si parfaitement l'indication recherchée, qu'il est fort inutile aujourd'hui de rappeler les essais qui ont été tentés pour parvenir au même but. Le dilatateur mécanique nous met entre les mains un moyen de compression que l'on peut porter à la plus haute puissance, sans exercer de frottement sur la muqueuse, sans tendre outre mesure, ni tirailler cette membrane. Cette propriété du dilatateur mécanique recommande son emploi bien avant le moment où les bougies seraient impuissantes, et dès que la résistance des tissus qui forment la coarctation demande de l'effort pour être vaincue.

C'est une bien grande erreur de dire, comme M. Reybard, que la dilatation pratiquée avec l'instrument de M. Perrève « déchire généralement et fait éclater le rétrécissement. » Cela n'arriverait qu'autant que l'action serait trop brusque ; or, l'action trop brusque n'est point inhérente à l'instrument, mais uniquement à la manière de le mettre en jeu. Pour éviter l'action brusque, et écarter les inconvénients qu'elle comporte, il faut procéder par gradations très ménagées ; il faut, en conséquence, apporter au traitement le temps nécessaire ; car, il ne faut pas perdre de vue l'effet physiologique de résolution et de résorption, l'effet de modification vitale que l'on se propose de produire par une compression forte et prolongée.

Toutes les opérations et manœuvres de la dilatation doivent être faites avec la délicatesse convenable, guidée par le tact que l'exercice et l'habitude développent dans les doigs du praticien, pour apprécier l'état des organes, et sentir toutes les nuances d'expression de leur sensibilité. Ainsi conduites, ces manœuvres aboutiront sans danger, sans accident autre que la surexcitation de la phlogose chronique de la muqueuse ; mais cette surexcitation ne saurait être considérée comme un pur accident ; car c'est une opération qui joue son rôle dans la modification de la vitalité des tissus. Aussi, n'est-ce pas sans étonnement que nous avons vu reprocher à la dilatation des inconvénients, des dangers, des accidents, et des accidents de la dernière gravité. Peut-on sans étonnement lire dans l'ouvrage couronné par l'Académie, l'exposé des conséquences formidables qui sont imputées à la dilatation ? « Combien de fois n'avons-» nous pas vu la dilatation devenir la cause d'accès » de fièvre, d'inflammation phlegmoneuse, de sup-» puration, d'abcès, de fistules urinaires, de réten-» tion d'urine, de prostatite, de cystite, et surtout de

» violentes douleurs, suivies de réactions fébriles
» qui ont *rapidement enlevé* les malades? » (Traité de
M. Reybard, p. 231.)

Nous ne pouvons exprimer que par le mot de stupéfaction le sentiment que nous font éprouver ces lignes. Nous n'aurions jamais cru qu'on pût arriver à faire produire à la dilatation des résultats semblables, sans avoir le parti pris de les déterminer. Non, en vérité, on ne saurait trop admirer que des hommes se soient rencontrés, assez maladroits, assez aveugles, pour faire sortir d'opérations aussi efficaces que sûrement innocentes, une source abondante d'accidents graves, extrêmes. Sans doute, il y a moins à s'étonner après cela, que les hommes entre les mains desquels les bougies ont été si meurtrières, n'aient pas craint de porter dans le canal des instruments tranchants pour ouvrir largement l'urètre, pour pratiquer la grande urétrotomie. Assurément, les instruments et les opérations les plus féroces ne sauraient être, au pis-aller, plus effrayants que la dilatation pratiquée de manière à déterminer la mort des malades !

Ce propos nous rappelle le souvenir de deux traitements dont nous avons suivi les effets, il y a vingt-deux ans, dans la pratique d'un médecin de Lille : les deux patients succombèrent, l'un à l'infection purulente, l'autre à la fièvre pernicieuse. Certes, nous ne saurions nous étonner aujourd'hui des désordres produits et de la fin funeste à laquelle ils aboutirent, en nous rappelant les procédés de dilatation violente et brutale, qui révoltaient notre esprit, malgré notre inexpérience.

Mais il n'est ni logique, ni juste de rendre une méthode responsable de l'inhabileté et des fautes de ceux qui la pratiquent; autrement, il n'y aurait pas dans la thérapeutique chirurgicale une méthode, un procédé à qui l'innocuité fût acquise. Résumons-nous : loin de comporter des accidents nécessaires, la dilatation, exécutée convenablement, rationnellement, exclut toute conséquence fâcheuse, tout danger. Nous pouvons même affirmer, en toute vérité, que ce n'est qu'à titre d'exceptions très rares, et d'incidents légers et insignifiants, que figurent dans notre pratique les accès de fièvre qui ont été pendant longtemps, et sont encore, par beaucoup, regardés comme des conséquences inhérentes à la dilatation, au cathétérisme du canal de l'urètre.

C'est surtout à propos d'une méthode de traitement longue et complexe, dont l'exécution comporte des manœuvres multipliées, des opérations délicates, variables suivant les circonstances, et par conséquent laissant une large part à l'initiative du chirurgien, qu'il est vrai de dire : tant vaut l'opérateur, tant vaut l'opération.

La cautérisation superficielle, par la voie liquide, n'est pas moins exempte de dangers ; et nous sommes obligé, comme pour la dilatation, de rapporter aux opérateurs les accidents qui ont été reprochés à la méthode. La cautérisation superficielle produit un effet constant et toujours le même, celui d'éteindre l'inflammation de la membrane muqueuse à tous les degrés, jusqu'au plus aigu. La preuve de cette propriété a été donnée surabondamment dans le traitement de l'urétrite aiguë et suraiguë; dans la blennorrhagie la plus violente, on obtient, par une seule injection caustique, un effet antiphlogistique plus considérable et plus prompt que par l'application de nombreuses sangsues. Comme dans toute opération, le succès de la cautérisation tenant à la bonne exécution de cette œuvre délicate, nous allons exposer avec quelque détail l'application spéciale de la cautérisation superficielle à la cure du rétrécissement.

Procédés de cautérisation.

Le procédé de cautérisation varie suivant qu'on se propose d'étendre son action à toute la longueur du canal de l'urètre, ou de la limiter à un point plus ou moins circonscrit. Nous devons rappeler ici ce que nous avons dit plus haut sur les variétés des rétrécissements.

L'altération des tissus qui forment la coarctation est le plus souvent restreinte à un point parfaitement limité, qui est le point dans lequel s'est circonscrite la phlogose primitive. Souvent aussi cette phlogose et les altérations qui en sont la suite s'étendent plus ou moins, en s'irradiant, pour ainsi dire, en avant et en arrière du point central de la coarctation. Enfin, dans quelques cas, on observe le rétrécissement du canal urinaire dans toute son étendue. Dans ces derniers cas, la cautérisation superficielle doit être pratiquée dans toute la longueur de l'urètre; dans les autres cas, il suffit de l'appliquer aux points plus ou moins limités dans lesquels la lésion est circonscrite : dans tous, il est important d'étendre la cautérisation à la portion du canal postérieure au rétrécissement, laquelle est d'habitude le siége d'une inflammation chronique dont nous avons exposé ci-dessus le mode de production.

1° Pour étendre la cautérisation à toute la longueur du canal, on pratique l'injection caustique comme pour la blennorrhagie ancienne; il ne faut pas oublier les précautions nécessaires pour faire pénétrer l'injection dans la coarctation et au delà, dans la région postérieure : c'est le procédé que nous avons décrit ailleurs pour assurer la cautérisation de la partie profonde de l'urètre et du col de la vessie.

« Pour assurer l'opération, j'ai pris pour règle générale, dans les blennorrhagies anciennes, de faire progresser le liquide par la pression des doigts jusqu'à la racine de la verge, et voici comment je procède : ayant poussé dans l'urètre toute la quan-

tité de liquide qu'il peut admettre, je ferme le canal
en pressant l'extrémité du gland entre le pouce et
l'index de la main gauche; puis, remontant par une
pression graduée vers la racine de la verge avec les
deux premiers doigts de la main droite, je refoule le
liquide, qui est reporté de cette manière dans la
portion prostatique, et que l'on peut conduire jusque
dans la vessie. Cette dernière mesure est nécessaire
lorsque la phlogose blennorrhagique s'est propagée
au col vésical (1). »

Maintenant, supposons saine la partie du canal antérieure au rétrécissement, dont le siége est d'ordinaire à la profondeur de quinze à dix-sept centimètres (2); il est convenable de la mettre à l'abri de
l'action caustique, en limitant cette dernière au point
circonscrit de la coarctation, et, quand cela devient
possible, à la portion du canal qui est située derrière.
Dans le premier cas, on prend une seringue, armée
d'une canule longue de quinze centimètres, et termi-
née par une petite olive, percée d'un trou en avant,
et de deux ou trois trous dans son pourtour; on dépose ainsi la petite quantité de solution nitratée que
l'on juge convenable sur les tissus malades, en enga-
geant le bout de l'olive dans le rétrécissement. Pour

(1) Exposé pratique de la Méthode des injections caustiques dans le
traitement de la blennorrhagie. Paris, 1846. J.-B. Baillère.

(2) Il peut être à treize et quatorze, et à dix-neuf et vingt, suivant
la longueur du pénis.

cautériser avec précision la partie postérieure à la coarctation, lorsque celle-ci permet le passage de la canule, nous prenons une seringue à canule longue de vingt centimètres, dont l'olive terminale est percée de trous en arrière, comme celle présentée à l'Académie de médecine en 1845, par le docteur Leriche, de Lyon ; nous enfonçons la canule de manière à ce que l'olive touche au col de la vessie, et en poussant le piston, nous pratiquons l'injection rétrograde ou en retour, avec la quantité de liquide que nous jugeons nécessaire pour cautériser toute la région prostatique, ou plutôt toute la portion postérieure au rétrécissement. On peut encore porter la solution caustique dans la partie rétrécie, ou par delà, au moyen d'une sonde ouverte à ses deux extrémités, et dans laquelle on pousse avec une seringue la quantité de liquide jugée convenable. Mais, à notre expérience, l'opération est plus facile et plus sûre avec les seringues que nous venons de décrire, surtout lorsqu'il s'agit de cautériser le col de la vessie, la région prostatique et l'orifice des canaux éjaculateurs.

La seringue à longue canule et à injection rétrograde remplit parfaitement le but qu'on se propose, dans les cas où nous l'avons appliquée, de cautériser la portion profonde du canal, en sauvegardant la partie antérieure. Quant à l'indication pour laquelle le docteur Leriche a produit son procédé, c'est-à-dire, pour cautériser toute l'étendue du canal dans la blen-

norrhagie, son instrument ne fait qu'apporter à l'o-
pération une complication douloureuse, pénible,
dangereuse même, et en outre, ce qui en fait la condamnation absolue, parfaitement inutile. Dans l'urétrite aiguë, l'introduction de la canule olivaire est
douloureuse, au point d'en être insupportable; et, de
plus, elle comporte le danger de léser la muqueuse
tuméfiée et rendue plus friable par l'inflammation.
Du reste, dans la période chronique de la blennorrhagie comme dans la période aiguë, l'injection directe par le procédé que nous avons décrit ne laisse
rien à désirer pour la cautérisation exacte de toute
l'étendue du canal, jusques et y compris le col de la
vessie.

La seringue présentée à l'Académie de médecine, en 1853, par un médecin prenant le titre de
professeur de maladies syphilitiques, n'est autre que
l'instrument du docteur Leriche, avec raccourcisse-
ment de la canule, de manière à porter l'olive terminale seulement derrière la fosse naviculaire. Si l'idée
de l'instrument n'était pas neuve, on ne peut certes
refuser à la méthode de traitement à laquelle on la
fait servir, un caractère d'étrange nouveauté et de
singulière logique. En effet, la nécessité de cautériser
toute l'étendue de la muqueuse envahie par l'inflammation blennorrhagique, et, par conséquent, de faire
arriver le liquide caustique dans la partie profonde
de l'urètre, et jusque sur le col vésical, lorsque la

phlogose s'est propagée à cette région, ne saurait être mise en doute. Ce procédé, qui restreint la cautérisation à une petite portion du canal, bien à tort généralisé, ne pourrait donc convenir que tout à fait au début de la blennorrhagie. A cette période, avant que l'affection, née à l'orifice du méat, ait cheminé dans l'urètre, il suffit, ainsi que nous l'avons établi expérimentalement, dès 1842, de soumettre à l'action du lavage caustique la fraction antérieure du canal jusque un peu au delà de la fosse naviculaire. Mais rien n'est plus simple et plus facile que cette opération par le procédé d'injection ordinaire.

Nous allons maintenant donner quelques observations pour montrer en action la pratique de la méthode combinée.

Nous prévenons le lecteur qu'il ne trouvera pas dans nos observations certaine manœuvre préliminaire au traitement, qui jouait un grand rôle dans la méthode de Ducamp, et qui avait pour but de représenter le siége exact, la longueur, et toutes les particularités de figure de la coarctation. Nous n'avons pas été longtemps à nous convaincre par expérience que l'empreinte obtenue avec tant d'importance et de soins, ne représentait que des apparences fort trompeuses, et n'était bonne, le plus souvent, qu'à induire en erreur.

Il ne sera pas hors de propos de rappeler ici la composition de l'injection caustique au moyen de

laquelle nous pratiquons la cautérisation superficielle. Elle est composée, au minimum, d'un gramme
d'azotate d'argent cristallisé pour trente grammes
d'eau distillée. Il nous est arrivé d'élever cette proportion jusqu'au double, et même au quadruple
d'azotate pour la même quantité d'eau. Dans ces
limites, la proportion du sel d'argent dans la solution n'est pas aussi importante qu'on pourrait le
croire. Un seul point est essentiel : c'est qu'elle soit
suffisante pour produire la cautérisation; il importe peu, après cela, qu'elle soit un peu plus ou un
peu moins forte. Aucun danger n'est à redouter
pour les tissus ; il n'y a qu'un temps de cautérisation, et l'escarre superficielle une fois formée, la
membrane est protégée par elle, et garantie contre
toute action ultérieure du caustique. Mais il faut
qu'elle soit au degré caustique; il est d'une haute
importance pratique de bien établir ce point; nous
avons vu nombre de médecins se trouver fort mal
d'avoir eu recours aux injections à dose inférieure,
soit parce qu'ils étaient dans l'erreur à l'égard de la
proportion que nous avons fixée, soit parce qu'ils
en redoutaient la violence. Après les injections con-
centrées, on observe les phénomènes ordinaires
consécutifs à la cautérisation superficielle : inflammation vive, mais passagère, et bientôt suivie de la
suppression des signes aigus : après les injections
à faible dose, au contraire, on observe tout simple-

ment une surexcitation qui persiste. Dans ce dernier cas, on a ajouté à l'inflammation primitive, au lieu d'y retrancher, comme dans le premier : on a trouvé l'effet excitant, au lieu de l'effet abortif. Il ne saurait y avoir ici de juste milieu : ou il faut renoncer aux injections avec l'azotate d'argent, ou il faut les porter à la dose caustique.

Observation IIIe. *Rétrécissement formé pendant cinq ans par la phlogose chronique. — Coarctation de deux centimètres de longueur. — Traitement rationnel par la méthode combinée. — Guérison radicale en cinquante jours.*

M. C...., officier, 46 ans, tempérament sanguin, riche constitution. De 22 à 42 ans, cinq blennorrhagies avec des durées diverses de un à quatre mois, traitées suivant l'ancienne routine par les délayants, le copahu, les injections astringentes ; A 42 ans, dernière blennorrhagie , très aigüe au début ; deux applications de sangsues au périnée ; ensuite copahu et cubèbe portés à des doses considérables, et pendant très longtemps injections de toute sorte ; puis enfin traitement mercuriel aussi inefficace qu'inutile ; la blennorrhagie est restée à l'état chronique avec des exacerbations fréquentes, dont deux très notables, attribuées par le sujet à des écarts de régime ou à de nouvelles infections. Trois ans et demi après, il y a de cela quinze mois, M. C... a été frappé de la déformation du jet de l'urine, de la diminution dans la grosseur et la force du jet. Depuis ce temps il s'est abstenu de coït : les symptômes sont allés en augmentant jusqu'au mois de juillet 1844. Ecoulement permanent qui augmente et s'accompagne de douleur dans la miction après tout écart de régime ; envies fréquentes d'uriner ; la miction est difficile, pénible, longue, incomplète. Le traitement devant lequel M. C... reculait toujours, quoique cet état, en le réduisant avant l'âge à une vie de privation et d'isolement, l'eût jeté dans une profonde mélancolie, fut enfin déterminé par un accident. Le 14 juillet 1844, le lendemain d'un grand écart de régime, rétention d'urine complète ; à dix heures du soir, je passe une bougie de un millimètre un tiers, dont le retrait est suivi de quelques gouttes d'urine qui s'arrêtent bientôt ; immédiatement je passe une bougie de deux millimètres ; encore l'urine par gouttes, puis la miction s'arrête ; je passe une sonde de deux millimètres qui vide la vessie.

Diagnostic. Toute la muqueuse du canal est atteinte de phlogose et tuméfiée, le calibre du canal dans sa partie antérieure est mesuré par une bougie de six millimètres ; à quatorze centimètres le canal se rétrécit, non pas brusquement, mais graduellement, dans l'espace de deux centimètres à peu près ; la coarctation va en augmentant de quatorze à seize centimètres, où elle ne peut plus admettre qu'une bougie de deux millimètres.

Injection caustique conduite par la pression des doigts le long du canal ; quatre jours après, j'introduis d'emblée une bougie de trois millimètres, et successivement, par dilatation rapide, les bougies atteignent en une séance quatre millimètres. Le lendemain, irritation. Deuxième injection caustique, après laquelle le malade fait pour son service militaire une absence de quinze jours ; à son retour, je constate avec admiration l'effet produit par la cautérisation : l'écoulement n'est plus perceptible qu'un peu le matin ; il n'y a plus de douleur à la miction, qui se fait déjà avec une certaine facilité et à des intervalles normaux. Je passe d'emblée une bougie de quatre millimètres et demi, et, continuant la dilatation rapide, j'arrive en cinq séances à six millimètres. La partie du canal antérieure au rétrécissement, qui n'admettait que ce numéro, admet aujourd'hui sept millimètres, ce qui me paraît correspondre à sa capacité normale. Une vive surexcitation a été produite : douleur dans le cathétérisme, vive cuisson à la miction ; le suintement augmente, bien que cependant plus clair, plus séreux. Troisième injection caustique ; j'attends huit jours pour lui laisser produire tout son effet, et sur l'irritation et sur les tissus altérés ; et je reprends la dilatation avec la bougie de six millimètres; je la conduis moins rapidement, en raison de la résistance plus grande des tissus et de mon dessein d'éviter de nouvelles surexcitations; cependant l'irritation est de nouveau développée après huit jours de manœuvres avec le dilatateur mécanique, au moyen duquel je suis arrivé à sept millimètres un tiers : séjour de la bougie très pénible, ardeur et cuisson dans l'émission de l'urine. Le malade me presse de lui faire une quatrième injection caustique; cette fois, je la pratique avec la seringue à longue canule, pour cautériser seulement la partie profonde de l'urètre. L'olive terminale de la canule étant portée contre le col de la vessie, j'injecte à peu près deux grammes du liquide caustique : l'urètre exploré cinq jours après, je constate qu'aucun obstacle n'est plus senti au point de la coarctation; la surface du canal, dans toute sa longueur, offre un parfait niveau, si ce n'est qu'après seize centimètres le canal paraît avoir conservé un peu de l'élargissement produit par la distension qu'a exercée la pression de l'urine, lorsque, retenue par le rétrécissement, elle faisait effort latéral sur les parois de l'urètre dans la partie postérieure à la coarctation.

Il n'y a plus de suintement, plus de sensibilité dans le canal; la miction s'accomplit libre dans toute l'ampleur de son jet naturel. Cet état de choses est constaté le cinquantième jour après le commencement du traitement.

Il y a lieu de remarquer la modification considérable produite par la cautérisation superficielle, et l'élargissement notable qui permettait d'introduire, immédiatement après la cessation des phénomènes ordinaires consécutifs à la cautérisation, une bougie supérieure d'un tiers de millimètre à un millimètre; à la grande différence de ce qui se passe dans le traitement par la dilatation simple, où, après chaque temps d'arrêt nécessité par la surexcitation, on est obligé de reprendre avec des bougies d'un calibre inférieur.

Cette observation présente le type du traitement dans les rétrécissements où l'inflammation joue un grand rôle ; la condition qui se prête le mieux à la modification vitale est le gonflement inflammatoire des tissus.

Dans le cas présent, les tissus sont rétablis dans leur état de vitalité complétement normale ; ils sont parfaitement sains, et tels, en un mot, que s'ils n'avaient jamais été malades. La cure doit en conséquence être considérée comme radicale et définitive. En effet, les tissus redevenus sains, et la phlogose, la cause de leur altération et du rétrécissement étant détruite, il n'y a pas de raison pour que la coarctation se reproduise; ce serait un effet sans cause. La suite l'a prouvé; depuis douze ans, le sujet de cette observation n'a remarqué aucun changement dans l'organe et dans la fonction urinaire. Et cependant il a contracté, depuis, deux blennorrhagies, dont la première, deux ans après le traitement. Ces deux blennorrhagies ont été traitées avec succès par la méthode abortive, qui coupe court à toute éventualité de phlogose chronique et d'altération organique, et, partant, de rétrécissement.

Observation IVe. *Rétrécissement très ancien, lentement formé à la suite de plusieurs blennorrhagies plus ou moins guéries. — Deux traitements par la dilatation. — Cure radicale par la méthode combinée.*

M. C...., officier, 49 ans; tempérament bien pondéré, robuste. De 18 à 32 ans, sept blennorrhagies, les quatre dernières de longue durée, et dont il serait téméraire, je crois, d'affirmer la parfaite guérison : traitées d'ailleurs par les tisanes, le copahu et le cubèbe, voire de l'eau-de-vie et de la poudre à canon. Il faut noter comme une particularité, qui a son importance au point de vue de la pathogénésie, que M. C... n'a jamais fait d'injections d'aucune sorte.

A 32 ans, blennorrhagie peu aiguë, et en quelque sorte chronique à son début, qui n'était, je le suppose, que l'exaspération de la phlogose obscure laissée dans la muqueuse urétrale par les blennorrhagies antérieures : traitement par les baumes-résines, plusieurs fois abandonné et repris; puis on laisse la blennorrhée tranquille, et l'on se familiarise avec la goutte militaire. Après quatre ans de cet état, surexcité de temps à autre par quelque coup de fouet venant, soit du régime, soit du plaisir et de ses écueils, M. C... observe la déformation et la diminution du jet de l'urine, qui continue à diminuer bien lentement pendant six ans, au bout desquels il est filiforme, quelquefois goutte à goutte, avec les autres inconvénients inhérents à cet état. En 1836, premier traitement par la dilatation; on passe des bougies pendant deux mois et demi, et le traitement s'arrête à une dilatation estimée à six millimètres. En quatre ans, le rétrécissement est reformé : deuxième traitement par la dilatation à la fin de 1840 : après trois mois d'une dilatation extrêmement pénible, entravée par des surexcitations et des accès de fièvre, M. C... reste avec un canal admettant une bougie de quatre à cinq millimètres. Reproduction comme ci-devant et plus rapide : M. C..., rebuté par les traitements antérieurs, résiste à tous les conseils, et se montre décidé à subir les dernières extrémités plutôt que de se soumettre de nouveau aux angoisses que la dilatation lui avait fait éprouver : enfin je parviens à le persuader au commencement de 1844 : il touchait à l'obturation complète du canal.

Rétrécissement à quatorze centimètres et demi : avec bien de la peine je parviens à engager l'extrémité très fine d'une bougie conique : j'avais dessein de la laisser le plus longtemps possible, en essayant d'heure en heure de la faire pénétrer; au bout de six heures j'étais parvenu à engager un millimètre un tiers, lorsque je fus obligé de retirer la bougie pour les besoins de la miction. Je la réintroduis immédiatement, et elle reste en place huit heures, sans faire plus de chemin. Le lendemain et les jours suivants, même manœuvre ; mais chaque jour, je suis obligé de diminuer le temps de la dilatation, à cause de l'impatience et du malaise que produit le séjour de la bougie; je n'en pousse pas moins le cône avec un certain effort, jusqu'à ce que, au bout de douze jours, et à trois millimètres, la douleur vive et le suintement m'assurent que j'ai produit une véritable irritation. Une sonde de trois millimètres, ouverte à ses deux extrémités, est engagée dans le rétrécissement, et j'injecte deux grammes de solution caustique : quatre jours après, la bougie de trois millimètres passe facilement, et j'arrive dans la même séance à trois millimètres deux tiers. En huit jours, la bougie conique est poussée jusqu'à quatre millimètres et demi. Nouvelle irritation ; cautérisation; injection, au moyen de la canule à bout olivaire percé en avant, de quatre grammes de liquide caustique, dans l'intention de cautériser le rétrécissement et la région prostatique : les résultats prouvent que l'action de la cautérisation s'est étendue jusqu'au col de la vessie. La fréquence des envies d'uriner a cessé : pas de suintement, pas de sensibilité au passage de l'urine. La dilatation est reprise à quatre millimètres deux tiers, et conduite en huit jours à cinq millimètres un tiers. Arrivée à ce point, la résistance des tissus se montre telle qu'il est impossible d'aller plus loin. En poussant la bougie conique, on n'arrive qu'à produire un tiraillement extrêmement douloureux, et qui fait

craindre la déchirure. J'ai recours alors à la compression excentrique, exercée par l'effort directement latéral, au moyen
du dilatateur mécanique.

Il est à remarquer que la compression par ce moyen peut
être augmentée graduellement sans déterminer ces douleurs
excessives, qui doivent être attribuées au tiraillement des tissus par l'effort produit sur eux en longueur d'avant en arrière. J'exerce la compression permanente pendant une heure,
chaque jour, après l'introduction de chaque tige. La résorption
des tissus indurés s'opère lentement ; cette manœuvre est continuée sans inconvénient pendant vingt jours, sans interruption. Nous sommes arrivés à six millimètres ; alors il survient
quelques frissons, quelques signes d'irritation nerveuse qui
me font décider de laisser reposer le malade pendant quelques
jours ; puis il me semble que la cautérisation superficielle est
indiquée pour dissiper cet état autant que pour agir en même
temps sur les tissus indurés. Je la pratique cette fois par l'injection rétrograde, en portant l'olive terminale de la seringue
à longue canule, percée de trous en arrière, contre le col de la
vessie, et poussant la quantité de liquide nécesaire pour bai-
gner toute la région placée derrière le rétrécissement, et aussi
les parois de la coarctation. Les symptômes nerveux disparaissent subitement. Au bout de six jours, je reprends la dilatation
suivant le même système, modifié en ce sens que je n'exerce
la dilatation que de deux jours l'un ; en vingt jours, nous arrivons à six millimètres deux tiers. Huit jours de repos, après
lesquels le même calibre est admis, ce qui établit la permanence
et la solidité de nos résultats. Enfin, en deux séances nous ga-
gnons encore un tiers de millimètre, et nous arrivons à
sept millimètres : ici, comme nous ne rencontrons plus d'inégalité dans le canal, nous considérons l'opération comme complète. Le rétrécissement est détruit, les tissus de l'urètre qui
le formaient sont rétablis dans l'état sain, la reproduction ne
doit pas être à craindre. Toutefois, pour nous mettre en garde
contre cette réaction élastique à laquelle on a fait jouer un si
grand rôle, je recommande de passer au moins une fois par

semaine la bougie de sept millimètres. Cette mesure de précaution n'a été suivie que pendant un mois. Nonobstant, les choses sont restées en l'état où nous les avons restituées. Cinq ans après, M. C... n'avait observé aucun changement dans les organes et dans la fonction urinaire; ayant désiré m'assurer plus positivement de l'état du canal, j'ai introduit avec facilité une bougie de six millimètres un tiers.

Comparez ce résultat avec celui obtenu précédemment par la méthode ordinaire de la dilatation. Avec la méthode ordinaire, on n'était arrivé en deux et trois mois qu'à une dilatation incomplète, à un résultat palliatif, avec accompagnement d'accidents et d'angoisses; avec la méthode combinée, nous sommes arrivé en soixante-dix jours, sans accidents, sans angoisses, à la cure radicale et définitive du rétrécissement; et notez qu'il était dans les plus mauvaises conditions, puisqu'il en était à sa seconde reproduction.

Nous donnons l'observation suivante comme exemple de la méthode appliquée dans un cas des plus graves, après la conséquence extrême du rétrécissement complet, à savoir la rupture de l'urètre, abcès et infiltration urinaire.

Cette observation et celle qui la suit sont extraites à dessein de publications faites en 1845 et 1847, pour écarter toute contestation de priorité.

Observation V⁰ (1). *Rétrécissement de quinze ans avec écoulement permanent. — Rétention complète. — Rupture du canal. — Abcès urineux. — Vaste infiltration urinaire.*

Denis M..., âgé de 55 ans, affecté de blennorrhagie en quelque sorte permanente depuis sa jeunesse, éprouvait depuis quinze ans de la difficulté à uriner. Cette difficulté était allée en augmentant, et les derniers progrès avaient amené le sujet au point d'être obligé, pour évacuer goutte à goutte une petite quantité d'urine, de se traire péniblement, suivant l'expression pittoresque consacrée par cette classe de malades, et qui représente, du reste, une image très exacte. Cet homme, de nature brute et de mœurs crapuleuses, avait persisté dans des habitudes fort peu convenables à sa position. Enfin, un beau jour, la rétention devient complète, et en même temps une tumeur apparaît au périnée. Le malade se décide alors à appeler les secours de l'art. Le médecin appelé, adonné spécialement à la pratique des accouchements, habitué sans doute à compter sur la bonne nature dont l'accoucheur n'est que l'auxiliaire dans les fonctions physiologiques de la parturition, rassure le malade, et lui conseille d'attendre quelques jours pour laisser mûrir ce phlegmon, dont alors on fera l'ouverture. Qu'arriva-t-il? L'abcès s'était rompu sans doute derrière un rétrécissement ; la vessie distendue pousse avec violence l'urine par la voie qui vient de lui être ouverte ; celle-ci chemine avec rapidité, disséquant le tissu cellulaire du plancher périnéal, pénètre dans les bourses et dans le ventre par une ouverture herniaire ; la fièvre s'allume, et l'accoucheur, épouvanté en reconnaissant la nature de l'accident, me fait appeler.

Voici l'état dans lequel je trouvai les choses : une tumeur volumineuse, tendue, occupe presque tout le périnée, un peu déviée à gauche ; les bourses, énormément distendues, présentent sans exagération le volume d'un chapeau ; la verge est

(1) Publiée déjà en 1847. (*Gazette médicale* du 13 novembre.)

absorbée, et il en reste à peine vestige ; une plaque gangré-
neuse de trois à quatre centimètres de largeur sur six à sept de
longueur, occupe la base des bourses qui repose sur le lit,
pressée par ce poids énorme ; le ventre, très gonflé, présente
une matité qui s'étend jusqu'à l'épigastre, et accuse une extension prodigieuse de la vessie. Toutes ces parties sont ten-
dues à outrance ; une fièvre intense brûle le malade, qui n'ose
étancher sa soif ardente, pour ne pas introduire une plus
grande quantité de liquide dans ce corps d'où il n'en sort plus ;
la rétention d'urine était complète depuis six jours.

En résumant les dangers que présentait cette infiltration
urinaire, arrivée à ce degré effrayant d'étendue, on trouve :

1° Dangers de la gangrène produite par le contact de l'u-
rine sur une aussi grande étendue de tissus ;

2° Dangers de la résorption de l'urine extravasée, tenue si
longtemps en contact avec une si vaste surface de parties saines et disposées à l'absorption ;

3° Dangers résultant de la complication d'une hernie ingui-
nale droite. Ici l'on peut craindre , d'un côté, que l'urine, qui
va disséquant les aponévroses et les enveloppes, ne frappe
d'une gangrène mortelle l'enveloppe herniaire péritonéale ;
d'autre part , qu'elle ne pénètre dans l'abdomen par l'anneau
inguinal.

4° Enfin , pour couronner cette perspective, nous savons
qu'il y a dans l'urètre des désordres inexplorés, auxquels l'in-
connu prête un caractère plus redoutable : à coup sûr, un rétrécissement du canal fort ancien et devenu complet, d'où le
danger de ne pouvoir introduire une sonde pour vider la vessie
par le canal de l'urètre, et alors la nécessité de pratiquer la
ponction du réservoir urinaire.

Il était urgent d'agir ; mais auparavant je désirai la présence
d'un confrère chirurgien, et pour m'assister dans les opérations qui pourraient devenir nécessaires, et au cas, à tous
égards trop probable, d'une issue fâcheuse, alléger, en le par-
tageant, le fardeau de la responsabilité. Je fis appeler, en conséquence, mon confrère et ami le docteur Delarue-d'Hermance.

Une large incision ouvrit la tumeur périnéale, qui se vida facilement ; nous avions pensé qu'il y avait communication entre l'abcès du périnée et la poche scrotale, et que l'urine avait passé par l'abcès pour arriver dans les bourses ; nous espérions, en conséquence, que le liquide amassé dans les bourses serait évacué par l'ouverture faite au périnée, en suivant pour la retraite la voie que nous avions supposé être celle de l'invasion. Ici nous étions dans l'erreur ; car, malgré nos pressions, rien ne sortait des bourses. Introduisant alors mon doigt par l'abcès béant, je déchirai la barrière, et aussitôt s'échappa avec violence un flot de sanie putride et fétide ; par des pressions ménagées et longuement exercées, je vidai la tumeur, qui ne rendit pas, d'après notre estimation, moins de deux litres de ce fluide purulent et sanieux.

L'abcès vidé, l'infiltration évacuée, restait la vessie. Je fus assez heureux pour faire pénétrer, après quelques minutes d'essai, une sonde de deux millimètres deux tiers, à notre grand étonnement, sans doute ; l'urine se mit à couler par cet étroit tuyau et ne cessa de couler ainsi pendant près de trente-six heures. Dès le premier moment, pas une goutte d'urine ne passa par les voies accidentelles ; encore une circonstance fort remarquable assurément. Le second jour après l'opération, tout mouvement fébrile avait cessé, et le malade se trouvait dans un état général satisfaisant, qui n'a plus été entravé. Malgré l'étendue des surfaces laissées à nu par la chute des téguments frappés de gangrène, la guérison fut complète au bout de trente-six jours. Je pus augmenter successivement le calibre des sondes passées dans l'urètre ; après quinze jours, je les supprimai, et le malade, dès lors, urina par le canal, que je continuai à dilater, en maintenant chaque jour dans l'urètre, pendant une ou deux heures, des bougies, qui furent ainsi portées en trente-six jours à quatre millimètres deux tiers.

Cet homme, très heureux de ce résultat, et se trouvant beaucoup mieux qu'il n'avait été depuis douze ans, ne croyait pas avoir quelque chose de plus à désirer ; il finit cependant par se laisser persuader qu'il était important de mener à fin complète sa guérison, pour prévenir la reproduction des mêmes accidents, dont il restait menacé. Le canal était rétabli dans son intégrité, c'était le moment de modifier l'état pathologique des tissus, travaillés depuis de si longues années par une phlogose chronique et profonde. Le cathétérisme et la dilatation avaient déterminé une vive surexcitation, et la sécrétion purulente présentait une abondance extraordinaire.

Le 4 août 1847, injection caustique.

Le 8   —   2e injection caustique.

Le 12   —   3e injection caustique.

Le 16, l'écoulement est réduit à un suintement clair et séreux, et le matin seulement. Je reprends la dilatation avec toutes les précautions que commande la rupture du canal et les ménagements dus à une cicatrisation récente. En quinze jours, la dilatation est portée à six millimètres ; mais ces manœuvres ont ramené l'écoulement à un degré assez considérable, et je décide la cautérisation superficielle jusqu'à guérison parfaite de l'urétrite. Deux nouvelles injections caustiques ont suffi pour produire ce résultat.

Comme on ne rencontre pas dans l'urètre d'inégalité sensible, il me paraît prudent de ne pas pousser plus loin la dilatation dans un canal où l'on peut supposer à bon droit une ou deux cicatrices de rupture. Les tissus sont rendus à l'état sain, aucun signe d'irritation ne reste, rien qui puisse faire craindre que les choses ne restent pas dans cet état, si ce n'est peut-être la rétraction du tissu cicatriciel. Pour prévenir ou combattre cette rétraction, j'engageai fortement cet homme à passer de temps en temps, et à maintenir pendant une heure dans l'urètre, une bougie de six millimètres, et à venir me voir dans le cas où il éprouverait de la difficulté. J'avais toutes raisons de ne pas compter sur sa docilité à suivre mes conseils. En effet, je ne le revis plus, si ce n'est par hasard quatre ans après. J'appris alors que, bien loin de s'assujettir aux précautions recommandées, il était immédiatement rentré dans ses habitudes antérieures, et rentré aussi, en conséquence, dans la possession d'un écoulement permanent, contre lequel il ne jugeait pas à propos de prendre aucune mesure : nouvelles peu faites pour m'étonner, vu la connaissance que j'avais prise du sujet. Il affirmait toutefois que son canal était parfaitement libre.

Entre les circonstances remarquables qu'offre cette observation, on peut noter comme un fait très singulier la facilité avec laquelle la sonde a pu être introduite dans ce canal, obstrué depuis si longtemps, et dont l'obstruction était si complète, qu'elle avait donné lieu aux accidents extrêmes.

L'autopsie seule aurait permis de déterminer la nature de ces lésions diverses. Il est impossible, surtout, de préciser la voie qu'a suivie l'urine dans l'infiltration, après l'isolement constaté de l'abcès périnéal et de la poche du scrotum. Il faut nécessairement admettre que l'urine a suivi deux voies pour arriver dans l'abcès et dans les bourses. Reste à savoir s'il y a eu deux ruptures à l'urètre, ou si une crevasse primitive unique s'est divisée en deux embranchements, deux trajets : l'un aboutissant au-dessous de l'aponévrose périnéale, et l'autre cheminant au-dessus. C'est la première hypothèse qui a été préférée jusqu'à présent; mais la seconde ne nous paraît pas moins probable.

Pendant quatorze ans de service dans les hôpitaux et les corps de l'armée, nous avons eu l'occasion d'observer un certain nombre de cas d'infiltration urinaire ; dans tous, l'issue a été funeste, et souvent promptement mortelle. Ce résultat est conformé au résultat général des cas d'infiltration urinaire que nous avons recherchés dans les recueils périodiques. Le pronostic de ces accidents nous paraît donc extrêmement grave ; cette opinion est à peu près celle exprimée généralement par les auteurs. Il faut en excepter peut-être Bichat, ou plutôt Dessault, qui, dans ses leçons rédigées par notre grand physiologiste, professe sur ce point un optimisme qui nous avait semblé fort étrange jusqu'à ce jour. Le cas que nous venons d'exposer apporte à l'opinion de Dessault un appui d'autant plus concluant, qu'il présentait à un haut degré la condition principale des terminaisons funestes, à savoir : l'appel tardif des secours de l'art, circonstance qui permet à l'urine de s'épancher en grande quantité, d'envahir une vaste étendue, et de rester longtemps en contact avec les tissus au sein desquels elle est extravasée : le danger le plus grave alors ne provient pas, en effet, des lésions locales, mais bien des conséquences redoutables de la résorption urineuse. Cette condition était complète, grâce à une erreur de diagnostic que nous aurions refusé de croire, si nous n'avions été appelé à la constater (1).

---

(1) Nous avons pu constater récemment, dans la même question, un fait d'un autre genre il est vrai, mais plus étrange peut-être et plus stupéfiant, et dont le résultat est une preuve de plus de la gravité des infiltrations urinaires. — Un concierge de 60 ans, affecté d'un

De cet exemple nous déduisons deux conclusions, à savoir : d'abord, que dans les cas de cette espèce, les plus graves en apparence, il ne faut jamais désespérer des ressources de la nature ; en second lieu, et à un point de vue plus élevé, qu'en chirurgie comme en médecine, chaque cas pathologique a son individualité propre, et que le praticien doit se tenir en garde contre la tyrannie des généralisations.

Notre but n'étant que de montrer en action la pratique de la méthode combinée pour la cure des rétrécissements, nous ne jugeons pas nécessaire de multiplier les observations. Nous nous bornerons à en exposer trois encore pour faire voir comment la cautérisation superficielle, introduite dans le traitement des coarctations de l'urètre, embrasse d'une manière admirable dans une cure commune les complications graves qui peuvent accompagner les rétrécissements.

rétrécissement très ancien, est pris à la fin de rétention complète d'urine. Le médecin ordinaire, ne pouvant faire pénétrer une sonde dans la vessie, a l'étonnant courage de continuer, jusqu'au neuvième jour, dans des manœuvres infructueuses, tout en gorgeant ce malheureux de tisanes diurétiques ; et ce n'est qu'à l'apparition des accidents de l'infiltration qu'il se décide à faire appeler un praticien plus exercé. Il était trop tard, et la mort fut prompte.

CHAPITRE V.

COMPLICATION DES RÉTRÉCISSEMENTS. — CATARRHE VÉSICAL. — PERTES SÉMINALES. — ORCHITE. — ÉPIDIDYMITE.

Les principales et les plus fréquentes complications des rétrécissements sont : le catarrhe de la vessie, les pertes séminales insensibles, et l'inflammation des glandes spermatiques. Toutes ces affections proviennent d'une cause commune, à savoir : la propagation de la phlogose urétrale, en arrière de la coarctation, aux canaux éjaculateurs, aux vésicules séminales, aux canaux déférents, aux testicules et à la muqueuse vésicale. On conçoit qu'en conséquence, pour en effectuer la guérison, il suffise d'étendre à ces parties l'action de la cautérisation superficielle.

§ I. CATARRHE VÉSICAL. — FISTULE URÉTRALE.

Observation VIe (1). — *Rétrécissement à la suite de blennorrhagies et d'une fistule urétrale traumatique. — Catarrhe vésical.*

M. N..., 45 ans ; constitution athlétique, contre-maître à bord d'un navire de commerce, était, en février 1841, porteur

---

(1) Déjà publiée en janvier 1845. *Observations de l'application des injections caustiques à la cure du catarrhe vésical chronique.* Paris J.-B. Baillère.

depuis plusieurs mois d'une blennorrhagie négligée et passée à l'état chronique, lorsqu'il tomba du pont de son bâtiment dans la cale, à cheval sur une pièce de bois. Un abcès fut la suite de la contusion du périnée et de l'urètre; abcès qu'on a laissé livré à lui-même s'ouvrir spontanément, et qui a donné lieu à une fistule urétrale. Cette fistule, s'ouvrant au dehors, au-dessous de l'urètre, à la naissance de la verge, primitivement très large et laissant passer toute l'urine, s'est fermée peu à peu, en sorte qu'aujourd'hui elle n'en laisse passer que quelques gouttes, et qu'ainsi l'émission s'en fait presque entièrement par le canal. Les secours de l'art n'ont pas été appelés pour la guérison de cette fistule; l'accident était arrivé en mer. Il y a près d'un an, abordant en Sicile après une pénible navigation, N... éprouvait beaucoup de difficulté pour uriner, il pissait goutte par goutte, et par la fistule seulement. Un frater de Palerme parvint à introduire une corde de boyau assez grosse, au dire du malade, et l'introduction fut répétée trois jours de suite, avec des douleurs cuisantes, déchirements, sortie de sang et de matières purulentes.

Depuis lors le sujet n'a rien fait pour guérir son affection; il a continué son rude métier de matelot; plusieurs fois, il est sorti par le canal du pus, ce qui lui a fait penser que des abcès s'ouvraient dans l'intérieur. Le jet d'urine est très faible; j'essaye le cathétérisme explorateur avec la sonde de trousse; au niveau de la fistule, j'éprouve une difficulté que je surmonte en pressant un peu, et je suis arrêté de nouveau à trois centimètres au-dessus; après avoir essayé plusieurs bougies, je parviens le lendemain à faire pénétrer une bougie conique du plus petit calibre, un millimètre un tiers. La bougie porte-empreinte, passée dans l'urètre, donne, au niveau de l'ouverture fistuleuse, une dépression peu marquée, irrégulière, et figurant assez bien deux arcs de cercle presque adossés par leur convexité. Un très petit stylet mousse introduit dans la fistule vient heurter de suite et directement la sonde métallique dans l'urètre. Aujourd'hui, et depuis longtemps, l'écoulement blennorrhagique ne se manifeste qu'à la pression. Peu de sensibilité, envies fréquentes d'uriner ; urines à dépôt albumineux assez considérable ; ces derniers symptômes remontent à plus d'un an.

Il est difficile d'établir d'une manière positive la filiation des lésions de l'urètre sur l'exposé plus ou moins incomplet d'un homme ignorant qui peut avoir oublié des faits, confondu leur ordre de succession, ou laissé passer inaperçus des signes importants pour le médecin. Ainsi, à quoi était due la rétention d'urine pour laquelle il a été traité si brutalement à Palerme? Le rétrécissement était-il produit avant les manœuvres violentes du frater, ou en a-t-il été la suite? Y a-t-il eu des abcès internes? Comment s'est opéré le travail de cicatrisation de l'ouverture interne de la fistule? Autant de questions à la solution desquelles il faut renoncer; aussi bien le résultat du traitement a-t-il prouvé qu'elle n'était pas nécessaire.

Nous trouvons, en basant notre résumé diagnostique sur les lésions et symptômes présents : phlogose chronique de la muqueuse urétrale, étendue à la vessie, au col du moins ; inégalité dans le canal, au point de l'ouverture fistuleuse, par induration, ou plutôt par repli de cicatrice; rétrécissement à trois centimètres au-dessus, interceptant la presque totalité du calibre du canal; enfin, fistule urinaire très simple.

Modifier l'état pathologique des tissus de recouvrement, c'est-à-dire des muqueuses de l'urètre et de la vessie, attaquer ensuite le rétrécissement, puis déterminer l'oblitération de la fistule : ces trois indications s'enchaînent dans un ordre logique, car, la première indication remplie, la seconde devient plus facile ; et la troisième est préparée par les deux autres, si même la nature ne se charge alors d'y pourvoir.

Le 10 juin 1844, injection caustique poussée à travers le canal dans la vessie par le procédé décrit ci-dessus; le 15, amendement notable; envies d'uriner moins fréquentes ; urines moins troubles ; l'émission en semble déjà plus facile au malade, et le jet un peu plus fort. Cela s'explique très bien par le dégorgement que le travail de la cautérisation et de l'inflammation consécutive a dû produire dans la muqueuse. Le 17, deuxième injection caustique, conduite comme la première, jusqu'à la vessie : résultats satisfaisants. Le 24, la première indication me paraissant suffisamment remplie, je commençai la dilatation du canal. Par suite de la modification vitale opérée dans les tissus, je pus introduire d'emblée une bougie de trois millimètres un tiers, c'est-à-dire ayant près de trois fois le volume de celle que, de prime abord, j'avais eu beaucoup de peine à faire pénétrer.

Arrivé sans encombre à quatre millimètres et demi, je songeai à provoquer l'occlusion de la fistule qui, laissait toujours passer quelques gouttes d'urine. On conseille généralement d'attendre l'occlusion spontanée de la fistule, qui doit avoir lieu, dit-on, lorsque, le canal étant élargi, le cours des urines n'éprouve plus d'obstacle. Mais cela ne peut s'appliquer qu'aux fistules placées derrière la coarctation ; ici l'obstacle à l'occlusion de la fistule ne pouvait être imputé au rétrécissement, puisqu'il se trouvait placé entre elle et la vessie. Depuis près d'un an, cette fistule était dans le même état. Or, une fistule ancienne doit être considérée comme représentant un canal tapissé par une membrane de nouvelle formation, qui rend la cicatrisation impossible. Pour déterminer cette cicatrisation, il faut détruire cette membrane, et raviver les parois de la fistule, comme on rafraîchit les bords d'une plaie. Ayant donc passé une sonde métallique dans l'urètre, j'introduisis dans la fistule, jusqu'au contact de la sonde, un petit stylet à l'extrémité duquel j'avais pratiqué des aspérités renversées, de manière à pouvoir râper au retour. Partant de ce point et ramenant le stylet à l'extérieur, je déchirai les parties par trois mouvements de retrait ; je ramenai quelques débris tenus, et il sortit un peu de sang. Au bout de trois jours, je retirai la sonde, pensant l'occlusion de la fistule accomplie, et elle l'était en effet.

La dilatation reprise et amenée en dix jours à six millimètres, avait alors déterminé assez d'irritation pour rendre convenable une nouvelle injection caustique. Le canal exploré après les effets de cette dernière cautérisation, mesurait six

millimètres un tiers. Ce fut la limite imposée à l'élargissement
du canal par le départ de M. N... qui reprit la mer le 28 août;
78 jours de traitement.

Comme chez le sujet qui figure dans la première
observation, ici, le calibre du canal n'avait pas été
complétement rétabli dans ses dimensions naturelles;
il y avait tout lieu de croire cependant que la modification vitale avait été suffisante, et qu'en conséquence la reproduction du rétrécissement n'était pas
à redouter. Il est certain au moins que l'état dans
lequel nous avions amené et laissé ce canal s'était
parfaitement maintenu au bout de deux ans, après
lesquels nous n'avons plus eu de nouvelles. Mais
cette durée nous paraît bien suffisante pour asseoir
une conclusion définitive et garantir une guérison
radicale.

§ II. PERTES SÉMINALES.

Les pertes séminales, produites ordinairement par
l'irritation des vésicules séminales et des canaux
éjaculateurs, font la gravité de cette complication,
qu'elles élèvent, par leurs conséquences sur les
fonctions de nutrition et sur toutes les grandes fonctions de l'organisme, à la hauteur d'une question
d'existence. Cette complication doit être fréquente,
car la propagation de l'inflammation ou de l'irritation peut avoir lieu pendant tout le cours de l'urétrite qui a précédé et engendré le rétrécissement ; et

si les organes et conduits spermatiques ont été sau-
vegardés pendant cette première période, ils peuvent, après la coarctation formée, recevoir l'irritation de la phlogose développée en arrière d'elle par
l'effort de la colonne urinaire luttant contre l'obstacle opposé par le rétrécissement. On comprendra
mieux encore cette fréquence, si l'on considère que
l'irritation propre des vésicules et des canaux éjaculateurs, à plus forte raison des canaux déférents
et des testicules, ne doit pas être toujours nécessaire pour la production des pertes séminales ; mais
que sans doute souvent l'irritation de la muqueuse
à l'orifice des canaux doit exercer sur les organes
et réservoirs spermatiques une réaction suffisante
pour provoquer ces pollutions insensibles, dont les
effets multiples et divers peuvent représenter les
affections les plus graves, celles notamment du cerveau et du système nerveux. Ce sont en effet ses
études sur les maladies de l'encéphale qui ont conduit Lallemand, à son insu, à découvrir et à fonder
l'histoire de cette redoutable affection.

L'observation suivante, qui est la première où
nous ayons rencontré la complication des pertes séminales, est intéressante à un autre titre comme représentant un double rétrécissement.

Observation VII⁰ (1) *Blennorrhagie de cinq ans. — Ca-*
tarrhe vésical. — Pertes séminales.— Double rétrécissement.
— Cure radicale et simultanée des rétrécissements et des
complications par la méthode combinée.

M. L. de P... est venu en décembre 1843, d'un départe-
ment du centre au Havre, pour me consulter au sujet d'une
vieille blennorrhagie datant de cinq années. Il n'annonçait pas
autrement sa maladie, qu'il croyait plus simple qu'elle n'était
en effet, ajoutant qu'il avait été traité infructueusement à plusieurs reprises par des empiriques, des pharmaciens, et dans
le courant de la dernière année par le vieux praticien qui
exerce dans sa localité ; il a pris des tisanes, du copahu, du
poivre-cubèbe, et de plus des sirops et des pilules dont il
ignore la composition ; il est à noter, comme point important
au point de vue de l'étiologie, qu'il n'a été fait d'injection d'aucune sorte.

M. L. de P..., âgé de 27 ans, tempérament peu dessiné,
masqué ou altéré par la maladie, mais qui m'a paru, après
guérison, incliner au sanguin-nerveux, a eu une jeunesse robuste et exempte de maladies ; il présente à mon examen l'é-
tat suivant : grande pâleur, émaciation avancée, les yeux
caves et cernés, la face marquée d'une expression de stupeur.
Ses digestions sont devenues tellement difficiles qu'il s'est
réduit à l'usage du lait et de l'eau pour tout aliment, les toni-
ques ayant toujours produit un mauvais effet; grande faiblesse
générale, éloignement pour l'exercice, dont le moindre essai le
jette dans une véritable prostration ; palpitations ; affaiblissement de la vue, qui a nécessité l'usage des lunettes; sommeil
difficile et non réparateur; conception lente; idées peu nettes,
parole embarrassée; tristesse, morosité ; préoccupation constante de son état maladif; recherche de la solitude ; dégoût
de la vie, véritable hypochondrie.

(1) Déjà publiée en janvier 1845.

D'autre part, mictions fréquentes, cinq à six fois par heure; urines troublés, à dépôt épais; sensation pénible de chaleur et de tiraillement vers les lombes; ces symptômes remontent à plus de deux ans; écoulement blennorrhagique assez abondant, suite d'une urétrite très inflammatoire à l'origine, il y a cinq ans; cuisson assez vive en urinant; sensation de pesanteur au périnée. Ayant fait pisser le malade devant moi, j'observe un jet difficile, excessivement ténu, et cessant bien vite pour faire place à l'écoulement goutte par goutte; j'essaye alors le cathétérisme, et je parviens avec beaucoup de peine, après de longues et délicates manœuvres, à introduire une bougie du plus petit calibre, un millimètre un tiers, et je constate l'existence de deux rétrécissements, l'un à neuf centimètres, l'autre à quatorze; la première coarctation moins étroite que la seconde, et permettant le passage d'une bougie de trois millimètres un tiers.

J'établis ainsi mon diagnostic : la blennorrhagie est le point de départ de tous les accidents; par suite du travail morbide prolongé dont la muqueuse urétrale phlogosée a été le siége, deux points d'induration ont produit deux rétrécissements; la phlogose s'est propagée, d'une part, à la vessie, d'où le catarrhe vésical, caractérisé par les envies fréquentes d'uriner, l'altération des urines et les tiraillements douloureux sur le trajet des uretères; d'autre part, aux vésicules séminales ou seulement aux canaux éjaculateurs avec surexcitation des vésicules, d'où des pertes séminales involontaires, dont les effets, si bien exposés par M. Lallemand, ont produit cet ensemble de symptômes généraux qu'il est impossible de méconnaître, en les comparant aux admirables tableaux tracés par le célèbre professeur de Montpellier. J'ajouterai que j'ai cherché à me rendre compte de la sensation de gêne et de pesanteur au périnée par un état pathologique probable de la prostate qui, du reste explorée par le rectum, ne présente rien de saillant dans son volume. Le cas était complexe, on ne saurait le nier.

Pour procéder méthodiquement, la première indication à remplir était de rouvrir la voie close de l'urètre, afin de pouvoir introduire ensuite les agents médicamenteux qui seraient jugés nécessaires. Pour cela, il fallait dilater les points rétrécis. Le 26 décembre, je commençai la dilatation progressive en faisant séjourner dans l'urètre, une heure le matin et deux heures le soir, la petite bougie conique, en ayant soin de forcer chaque fois un peu, afin d'enfoncer davantage la bougie, et de faire ainsi pénétrer dans les points rétrécis du canal une partie plus avancée, et partant plus volumineuse du cône. Le 29, j'étais arrivé à passer dans le second rétrécissement, le plus étroit, le calibre de deux millimètres deux tiers ; mais ici je fus obligé de m'arrêter. Les manœuvres du cathétérisme, le contact et le séjour des bougies avaient déterminé une vive surexcitation des surfaces phlogosées ; cette surexcitation marquée par l'augmentation de l'écoulement, la douleur au contact de l'instrument, une plus vive cuisson au passage des urines, et le besoin devenu incessant de rendre ces dernières. Que faire alors ? Suivre les règles de la thérapeutique accoutumée dans la méthode établie, s'abstenir ? Attendre que la surexcitation se calme pour recommencer la dilatation, sauf à reproduire l'irritation et être de nouveau obligé de s'abstenir et d'attendre ? C'eût été bien long. Pour éviter cette perte de temps à laquelle on est condamné par les vieux errements, j'avais par devers moi un moyen qui, jusqu'à ce jour, n'a pas failli encore entre mes mains, l'injection caustique, et j'y eus recours avec l'intention d'étendre son action jusqu'à la vessie.

L'injection, composée dans la proportion de quatre grammes d'azotate d'argent pour trente grammes d'eau, voici comment je procédai : ayant poussé dans le canal de l'urètre toute la quantité de liquide possible, c'est-à-dire à peu près la moitié de la petite seringue en verre, je fermai le canal en pressant l'extrémité du gland entre le pouce et l'index de la main gauche, puis, remontant par une pression graduée vers la racine de la verge avec les deux premiers doigts de la main droite, je poussai le liquide si haut et si bien que pas une goutte ne ressortit lorsque je rouvris l'urètre en cessant la compression. Certainement l'injection était parvenue dans la

vessie, car où aurait-elle pu aller ailleurs ? La douleur fut
très tolérable ; les phénomènes ordinaires de la cautérisation
eurent lieu ; seulement il y eut un peu de fièvre dans la nuit
(l'injection ayant été faite à neuf heures du soir, le 30).

Dès le 3 janvier, les résultats bienfaisants de la cautérisation furent observés : diminution de l'écoulement ; moindre
cuisson au passage des urines, qui ne sont plus rendues qu'une
fois par heure, et qui paraissent déjà modifiées dans leur composition. Je laissai reposer le malade trois jours encore, et
lorsque, le 6 janvier, huit jours après l'injection, je recom-
mençai la dilatation, je pus introduire d'emblée dans le canal
une bougie d'un calibre presque double de celui de la dernière
que j'avais employée. Pendant huit jours je continuai la dilatation avec des bougies cylindriques (la bougie conique étant
devenue impossible à cause du premier rétrécissement) jusqu'au 14 janvier, où des signes de surexcitation s'étant mani-
festés de nouveau, je fus obligé de suspendre une seconde
fois.

M. de P..., impatient du retard, me pressa lui-même de répéter une opération dont il s'était déjà une fois si bien trouvé.
J'étais d'autant plus porté à faire une seconde injection, que
j'en attendais un grand effet pour la guérison des pertes séminales ; le 15 janvier, je pratiquai l'injection suivant le même
procédé ; cette fois je pus introduire dans l'urètre et conduire
dans la vessie presque tout le contenu de la seringue. Phénomènes consécutifs comme à l'ordinaire, et, de plus, émission
le lendemain de quelques gouttes de sang. Après huit jours
de repos, je pus constater l'état suivant : urines presque lim-
pides rendues à d'assez grands intervalles, sans produire aucune sensation dans l'urètre ; la sécrétion blennorrhagique
devenue séro-muqueuse.

A cette époque, M. de P..., appelé par des affaires urgentes,
fit un voyage dans son pays. A son retour, un mois après, je
retrouvai un tout autre homme, tant l'état général était
changé. Les symptômes généraux décrits s'étaient dissipés,
l'estomac avait repris ses fonctions avec énergie ; M. de P...

sentait la force et la vigueur lui revenir, et sous l'influence d'un contentement porté jusqu'à l'enthousiasme, il renaissait à une vie nouvelle. Les urines étaient parfaites, un léger suintement séro-muqueux était encore exprimé par la pression. Je pus croire que les pertes séminales avaient cessé ; si leur existence n'avait pu être démontrée primitivement d'une manière positive, et par l'observation directe, le changement opéré dans l'état général de l'individu après les cautérisations, ne permet pas de les révoquer en doute.

Restaient nos rétrécissements ; je repris, le 25 février, les manœuvres de la dilatation, en observant la précaution de ne les pratiquer que de deux jours l'un, pour ménager la susceptibilité des tissus. Le 4 mars, M. de P... fait une absence de six jours ; le 11, au retour, l'introduction de la dernière bougie employée n'a lieu qu'avec beaucoup de peine, et en déterminant de la douleur ; le lendemain, je constate un écoulement plus abondant, et la tuméfaction de la verge. M. de P..., jeune homme d'un caractère léger, m'avoue alors que, le 7 mars, cinq jours avant, il s'est laissé entraîner par des amis dans une orgie en compagnie de femmes suspectes. Immédiatement, je fais une injection caustique à la dose d'un trentième, qui est la proportion que j'ai adoptée dans les cas simples de blennorrhagie au début. L'effet abortif est produit, et le 18 mars je reprends la dilatation continuée jusqu'au 10 avril, époque à laquelle M. de P... est parti, emportant avec lui des bougies du calibre de six millimètres deux tiers, qui est le numéro auquel nous étions arrivés, et qui répond à peu près aux dimensions normales de son canal.

Nous serons sobre de commentaires sur une observation assez minutieusement détaillée pour qu'il soit facile d'en saisir tous les points. Ce cas est admirablement propre à mettre en relief la puissance de la méthode combinée, embrassant dans la multiplicité de son action l'ensemble des complications dont la muqueuse génito-urinaire peut être le siége. Peut-on ne pas être frappé du rôle qu'ont joué les injections caustiques pratiquées d'abord pour éteindre la surexcitation produite par la dilatation ? La cautérisation s'est trouvée appliquée par le fait à la vessie et à la région où s'ouvrent les canaux éjaculateurs, et la cure simultanée du catarrhe vésical et des pertes séminales a suivi comme une conséquence naturelle et forcée.

La cure des rétrécissements a été radicale et définitive, comme j'ai pu le constater cinq ans après ; et il fallait, certes, qu'elle fût radicale et solide pour persister dans les circonstances qui ont suivi, c'est-à-dire, chez un jeune homme léger qui, redevenu, par le retour de sa santé et de sa vigueur, ardent au plaisir, était loin de ménager ses organes, et n'avait pas tardé à contracter de nouvelles blennorrhagies ; il est juste d'ajouter qu'il avait eu bien soin de les saisir au début, et de les étouffer dans leur germe au moyen de la méthode abortive.

Nous possédons bien d'autres observations où la complication des pertes séminales dans le rétrécissement a été constatée directement par l'examen microscopique des excrétions urétrales : constamment les pertes séminales ont été supprimées à la suite de la cautérisation superficielle, mise en œuvre dans le jeu naturel de la méthode combinée : en sorte que, et la chose vaut la peine d'être notée, dans les cas mêmes où l'existence des pertes séminales aurait échappé au praticien, leur guérison ne s'en trouvera pas moins garantie, en dehors de son attention et de son intention, comprise dans la cure du rétrécissement par notre méthode.

L'existence des pertes séminales est souvent méconnue, et il ne nous semble pas hors de propos de signaler ici, en passant, ce résultat de notre observation. Les pertes séminales consécutives à la blennorrhagie sont plus fréquentes qu'on ne le pense généralement. Il n'est pas rare, on le sait, de voir des blennorrhagies subir des traitements prolongés par les anciennes méthodes, sans aboutir à une guérison complète, et les médecins, à bout de ressources, renvoyer leurs malades avec un suintement qu'ils déclarent insignifiant, *contre lequel il n'y a plus rien à faire, et qui doit de lui-même tarir à la longue;* et le suintement ne tarit pas. Combien en avons-nous rencontré de ces hommes chez lesquels ce suintement, prétendu insignifiant, était constitué, en tout ou en partie, par le sperme? Et, certes, les malades et les médecins sont loin d'attribuer à une chose en apparence si légère les altérations qui ne manquent pas de se produire, au bout d'un certain temps, dans la santé et dans la constitution. La santé est détruite à jamais, et la constitution est acheminée, à travers les manifestations pathologiques les plus variables, vers une ruine inévitable.

Ces conséquences terribles de la blennorrhée sont évitées dans le traitement par la méthode des injections caustiques, qui conduit à la guérison complète, sans laisser dans la muqueuse aucune trace de phlogose chronique, germe fatal des infirmités futures.

§ III. ÉPIDIDYMITE ET ORCHITE.

Les dernières complications des rétrécissements sont l'orchite et l'épididymite, soit qu'elles aient précédé, produites par la propagation de l'urétrite qui a causé le rétrécissement, soit qu'elles aient suivi et qu'elles doivent être rapportées au rétrécissement lui-même ou à la dilatation mise en œuvre pour son traitement. La cautérisation superficielle de la muqueuse de l'urètre exerce sur l'épididymite et sur l'orchite la même action curative que sur la phlogose de cette muqueuse elle-même. Ce phénomène nous a semblé aussi étonnant, aussi inexplicable qu'il pourra paraître aux lecteurs. Aussi, nous nous hâtons de le déclarer, pour écarter de nous l'imputation d'exagération ou d'engouement à l'égard des injections caustiques, cette action, singulièrement remarquable, n'a pas été découverte par nous. Il y a plus; lorsque l'application de la cautérisation de l'urètre au traitement de l'épididymite et de l'orchite nous fut proposée, nous la rejetâmes bien loin, comme une expérimentation aveugle, qu'aucune déduction logique n'autorisait à tenter à *priori*. Et cependant nous avions tort, et l'efficacité des injections caustiques dans ce cas nous fut bientôt imposée empiriquement, comme nous le dirons tout à l'heure. Nous allons d'abord donner une observation pour montrer en action la méthode combinée dans le traitement du rétrécissement compliqué d'orchite, et faire voir les effets bien différents des deux moyens qui concourent à former la méthode, la dilatation et la cautérisation; c'est-à-dire, la propriété de la première à développer l'épididymite ou l'orchite, et l'efficacité de la seconde à dissiper ces accidents.

Observation VII⁰. *Plusieurs blennorrhagies antérieures, la dernière compliquée primitivement d'orchite et persistant à l'état chronique. — Traitement par la dilatation déterminant le gonflement et l'induration du testicule.—Cure simultanée de l'orchite et du rétrécissement par la méthode combinée.*

M. N... officier, 47 ans; fort, sanguin, régime de vie tonique, voire stimulant. — 10 août 1844. Plusieurs blennorrhagies, sept ou huit, les dernières d'assez longue durée et considérées comme guéries, traitées par les anciennes méthodes. Une dernière, à 38 ans, tombée au début dans les bourses, c'est-à-dire, propagation de l'inflammation aux glandes spermatiques; les sangsues et les applications froides ont ramené le testicule à son état normal. La blennorrhagie a persisté à l'état chronique, sous la forme de goutte militaire, avec des exacerbations de temps en temps, marquées par l'augmentation de l'écoulement et une cuisson plus ou moins vive dans l'émission de l'urine. Le rétrécissement a commencé à être remarqué par le malade il y a cinq ans, quatre ans par consé-

quent après la dernière blennorrhagie. Il y a deux ans, essai
de traitement par la dilatation ; mais au bout de trois semaines
une inflammation du testicule étant survenue, les manœuvres
ont été suspendues, et n'ont pas été reprises à cause de cette
affection du testicule gauche qui est resté tuméfié, et présente
aujourd'hui un volume double au moins du volume naturel, et
une induration considérable à peu près sans douleur. Pas de
suintement appréciable ; le cathétérisme développe peu de
sensibilité ; envies fréquentes d'uriner ; la miction se fait par
gouttes. Le rétrécissement, situé à treize centimètres, mesure
deux centimètres et demi de longueur, et un millimètre et demi
de largeur.

Ici l'injection caustique serait de prime abord indiquée, surtout à cause de l'orchite ; mais je crains que le pertuis si étroit
ne soit fermé trop longtemps par la tuméfaction des tissus
consécutive à la cautérisation. Je commence en conséquence
par la dilatation : le sixième jour, arrivé à trois millimètres,
vive surexcitation dans le canal, écoulement et cuisson, douleur vive dans le testicule. Je décide alors de pratiquer la cautérisation jusqu'à résolution complète de l'orchite, qui, tant
qu'elle existera, ne permettra pas de pousser la dilatation.
Donc, le 17 août, première injection caustique portée vers le
col de la vessie par le procédé déjà décrit ; le 21, deuxième
injection caustique ; le 26, la miction est régularisée, quant
au temps ; le suintement a cessé ; le 30, troisième injection
semblable aux précédentes. Pendant ces quinze jours, le testicule, en proie d'abord à des élancements soudains et non
continus, a commencé à diminuer, à se ramollir ; puis cette
action continue, et la douleur cesse. Je juge à propos de laisser
les organes au repos jusqu'à la guérison de l'orchite, qui me
paraît achevée après vingt jours. Le 21 septembre, il n'en
reste pas de trace, et le testicule est rendu à l'état normal. Introduction d'emblée de bougies de quatre millimètres,
portées rapidement en trois séances à cinq millimètres un
tiers ; en huit jours à six millimètres. Alors surexcitation dans
le canal ; sensations douloureuses réveillées dans le testicule.

Quatrième injection caustique : tous les phénomènes dissipés, six jours après, je reprends le cathétérisme très doucement, à deux jours d'intervalle, plutôt pour maintenir le résultat obtenu que pour augmenter la dilatation, et cependant, au bout de dix jours je suis arrivé à six millimètres deux tiers, qui est le point où il m'a paru convenable de s'arrêter. J'ai constaté trois ans après que les choses s'étaient maintenues en l'état, et qu'aucun changement n'était survenu.

C'est assurément un fait fort remarquable que la résolution d'une orchite si ancienne, et si considérable sous l'influence de la cautérisatiou de l'urètre. Nous avons recueilli quelques autres observations où nous avons vu se dissiper semblablement des orchites anciennes, antérieures au rétrécissement, et des orchites aiguës, déterminées par les manœuvres de la dilatation.

Or, maintenant nous répétons que l'action curative de la cautérisation urétrale sur l'épididyme et sur le testicule atteints d'inflammation ou d'induration, nous a causé un étonnement que nous pourrions dire n'être pas entièrement dissipé ; que lorsque ce traitement nous fut proposé par le docteur Leriche, nous combattîmes énergiquement cette pratique comme une expérimentation aveugle. Notre savant confrère de Lyon n'en passa pas moins outre, en s'autorisant de l'exemple de Swédiaur, qui traitait les *endurcissements* de l'épididyme et du testicule en ranimant la phlogose urétrale par une nouvelle infection blennorrhagique ; et un succès com-

plet a couronné cette tentative que nous trouvions
hardie jusqu'à la témérité. Nous avouons qu'aujourd'hui encore, où la chose est empiriquement
démontrée, et établie aussi solidement qu'un fait
puisse l'être, et par notre propre expérience, nous
ne trouvons pas de ce fait, malgré le précédent de
Swédiaur, une explication qui satisfasse notre esprit.
Mais on sait assez que cette absence de satisfaction
rationnelle n'est pas une raison de s'abstenir en
thérapeutique ; et nous avons dû nous engager dans
la voie ouverte par l'heureuse audace du docteur
Leriche. Depuis 1843, nous avons donc traité par
l'injection caustique les épididymites et les orchites
blennorrhagiques avec un succès qui ne cesse pas de
nous étonner, et qui, par conséquent, est nécessaire
pour nous maintenir dans cette pratique. Nous avons
guéri ainsi trente-deux épidydimites et quatorze orchites, dont quelques-unes étaient des indurations
fort anciennes, c'est-à-dire datant de plusieurs années. Nous ferons remarquer qu'aucune de ces affections ne s'était déclarée chez des malades soumis à
nos soins. Car, nous pouvons le déclarer hautemeut,
jamais nous n'avons vu ni l'épididymite, ni l'orchite
survenir dans la blennorrhagie traitée par l'injection caustique. Notre confiance à cet égard est devenue telle, cette immunité nous a paru si bien
établie, que depuis longtemps nous avons cessé de
faire soutenir les bourses par un suspensoir.

La constance des résultats curatifs de la cautérisation urétrale dans le traitement de l'orchite aiguë
et chronique nous a donné la confiance d'appliquer
cette méthode à un cas d'orchite traumatique, avec
un succès dont nous avons rendu compte dans le
temps à la Société médico-pratique. Voici le fait en
deux mots : Alexandre, garçon d'hôtel garni, touchait, après douze jours de traitement et deux injections caustiques, à la guérison d'une blennorrhagie aiguë. Il ne restait plus qu'un peu de suintement
séreux, lorsque, le 25 février 1848, il eut la malen-
contreuse idée de revêtir une capote de garde mu-
nicipal achetée à vil prix, et de s'aventurer sous
ce costume dans le faubourg Saint-Antoine. Tombé
au milieu de l'effervescence populaire, il est pris
pour un des vaincus de la veille, renversé dans le
ruisseau, battu, foulé aux pieds; des coups portent
sur les bourses, et il s'ensuit une violente inflammation du testicule gauche. La cautérisation urétrale
agit plus promptement que n'auraient fait les sangsues et les cataplasmes indiqués par la tradition :
deux injections caustiques suffirent pour éteindre
complétement l'inflammation, et ensemble mettre
fin au suintement urétral.

Ce fait démontre que ce n'est pas seulement à
l'orchite chronique, à l'*endurcissement*, comme di-
sait Swédiaur, que la cautérisation urétrale est ap-

plicable, et qu'elle embrasse dans son efficacité l'inflammation la plus intense.

CONCLUSION.

Nous venons d'exposer succinctement la méthode
rationnelle de traitement pour la cure radicale et
définitive des rétrécissements du canal de l'urètre.
Les observations dont nous l'avons accompagnée et
fait suivre pour montrer la méthode en action, ont
rendu, ce nous semble, notre exposition assez claire
pour qu'elle soit parfaitement saisie par le lecteur.

Nous avons combattu les doctrines iatro-mécani-
ques qui, après avoir faussé d'abord la thérapeutique des rétrécissements, en altérant le caractère
des moyens employés pour les guérir, ont eu pour
conséquence dernière de la réduire à l'urétrotomie.

En déroulant les phénomènes pathogénésiques
qui président à la formation des rétrécissements
d'une manière conforme aux lois physiologiques,
nous avons dévoilé le vaste champ que le rétrécissement normal, le rétrécissement engendré par la
phlogose blennorrhagique, ouvrait à une thérapeu-

tique rationnelle, depuis les premières lésions pathologiques jusqu'à la coarctation complète ; nous avons montré le rétrécissement susceptible d'une guérison parfaite pendant toute la durée de sa formation jusqu'à l'occlusion absolue du canal urinaire, contrairement à l'opinion erronée qui ne voit dans les moyens curatifs que des effets palliatifs et passagers, et qui proclame l'incurabilité du rétrécissement et la fatalité des récidives hors de la grande incision urétrale.

Nous avons rétabli, par l'analyse raisonnée de leur action, le véritable caractère, si faussement apprécié par les iatro-mécaniciens, des deux principaux moyens, la cautérisation et la dilatation, employés jusqu'ici, chacun isolément, comme méthode complète de traitement, par suite de systèmes erronés ou incomplets.

Nous avons fait voir enfin que la méthode vraiment rationnelle et comportant la cure efficace et radicale des rétrécissements se trouve dans l'action combinée de la cautérisation et de la dilatation, opérant une double modification correspondante aux deux ordres d'altérations organiques, superficielles et profondes.

Nos considérations doctrinales sont d'une justesse physiologique dont l'évidence saisira sans peine les esprits non prévenus. Les praticiens qui s'engageront dans la voie que nous avons ouverte, ne tarderont pas à lui donner par les résultats pratiques la consécration d'une expérience plus générale.

Des deux moyens, la cautérisation et la dilatation, mis en œuvre comme modificateurs de la vitalité des tissus dans le traitement des rétrécissements, la cautérisation, on a pu le voir, est de beaucoup le plus important, et celui qui joue le rôle le plus étendu. En effet, d'abord la cautérisation superficielle suffit pour dissiper le germe ou noyau du rétrécissement formé et élaboré dans la blennorrhagie chronique ; en second lieu, elle suffit seule à détruire la coarctation dans sa première phase ou période de formation, tant qu'elle est constituée par l'altération pathologique de la membrane muqueuse, et souvent aussi lorsque le degré du rétrécissement accuse l'extension du travail morbide aux tissus sous-muqueux ; enfin, dans la deuxième période, où l'action de la dilatation devient nécessaire, la cautérisation superficielle remplit la double fonction de remédier aux inconvénients ordinaires de la dilatation, et de concourir à son œuvre modificatrice.

La cautérisation superficielle comporte une autre propriété essentielle : c'est d'embrasser naturellement et forcément, par son action propre, dans une cure commune et simultanée, les complications les plus ordinaires et les plus graves des rétrécissements, à savoir : le catarrhe vésical, les pertes séminales, l'épididymite et l'orchite.

Maintenant, si l'on veut bien se représenter que le traitement abortif et curatif de la blennorrhagie par les injections caustiques comporte évidemment la prophylaxie générale absolue de toutes ces affections, et des quelques autres qui sont liées, comme complications ou comme conséquences, à la blennorrhagie, en y ajoutant les rétrécissements qui sont le produit presque infaillible de la phlogose longtemps prolongée, on conviendra que les injections caustiques ou la cautérisation par la voie liquide, constituent la médication la plus large et le perfectionnement le plus notable qui aient été jamais introduits dans la thérapeutique des affections des voies génito-urinaires.

Pour avoir le tableau complet des services rendus par les injections caustiques, ou plus généralement par la cautérisation superficielle au moyen de la voie liquide, il faut ajouter son emploi chez la femme, et l'efficacité souveraine de cette méthode dans la cure des catarrhes vaginal et utérin.

L'importance de cette médication ainsi établie pour la puissance et la généralité de ses applications, il nous paraît convenable de ne laisser planer aucun nuage sur la question de priorité d'invention ou d'inauguration. Car cette question, que nous avons rétablie en plusieurs circonstances, et notamment devant l'Académie de médecine, le 4 octobre 1853, plusieurs écrivains ont persisté à la fausser : ils tombent enserrés entre les cornes du dilemme que nous avons posé devant l'Académie ; coupables d'ignorance ou de mauvaise foi. Peu de mots suffiront à le démontrer.

Lorsque nous produisîmes, en 1842, la méthode des injections caustiques, nous vîmes s'élever contre elle dans le corps médical une opposition presque aussi générale que violente. La proposition d'introduire dans le canal de l'urètre enflammé, à toutes les périodes et à tous les degrés de la blennorrhagie, des injections d'azotate d'argent à haute dose, parut d'une témérité si excentrique qu'elle n'excita chez les praticiens qu'incrédulité et frayeur, et qu'il s'éleva contre l'auteur une véritable clameur de haro. Puis vint un jour où les préventions durent tomber ou se taire devant l'autorité la plus incontestée de notre temps en ces matières; le jour où l'on lut les lignes suivantes dans la *Gazette des hôpitaux*, au compte rendu de la clinique de M. Ricord :

« Quant au traitement de l'urétrite interne, M. Ricord a adopté maintenant la méthode de M. Debeney ; il y joint quelquefois l'usage du cubèbe ou du copahu » (*Gazette des hôpitaux*, 9 septembre 1843.)

Introduite par cette autorité dans le champ de la plus large expérimentation, et soumise à un long examen contradictoire, la méthode des injections caustiques en sortit victorieuse; mais en recevant le droit de cité, elle devait subir la loi commune. Quand une chose médicale nouvelle surgit dans notre temps et dans notre pays, les contemporains la repoussent et la décrient tout d'abord; puis, lorsque cette chose, reconnue bonne à l'expérimentation, a été sanctionnée par la pratique, des hommes se lèvent, au nom de l'antiquité ou de nos voisins, pour dire qu'elle est renouvelée des Grecs, où importée de l'étranger ; (car il ne faut pas qu'un homme soit prophète en son pays, sa vie durant). Dans cette circonstance, réclamant pour l'Irlande l'initiative des injections caustiques, ils proclamèrent *que nous avions remis en honneur la méthode de Carmichaël.* Or, à cette nouvelle, Carmichaël, qui vivait encore, non-seulement s'éleva avec force dans son amphithéâtre contre les injections de nitrate d'argent à haute dose (1); mais voulant donner à son opinion une publicité plus haute, il croyait devoir, dans la *Presse médicale de Dublin,* protester à la face du monde contre l'abus qu'on faisait de son nom, en plaçant sous son patronage une méthode qu'il qualifie ainsi en terminant : « Je n'hésite pas à dire que c'est une pratique qui ne saurait être trop énergiquement réprouvée. » (*I have no hesitation in saying that it is a practice that cannot be too strongly deprecated* (2).)

Après cette protestation authentique, notifiée à Paris par l'*Union médicale* du 20 novembre 1847, il semblera étrange que l'on ait continué, sans respect pour les morts, à charger Carmichaël d'une initiative contre laquelle le vénérable Irlandais devait croire avoir suffisamment garanti sa mémoire. Cette persistance, ainsi que nous l'avons dit dans une lecture faite devant l'Académie de médecine, le 4 octobre 1853, ne peut être que le fait de l'ignorance ou de la mauvaise foi.

---

(1) *Clinical Lectures on venereal Discases,* by R. Carmichaël, p. 88.
(2) *Dublin Medical Press,* numéro 154.

On est allé plus loin. Un homme s'est rencontré, aussi profond érudit que mécanicien inventif, et connu des lecteurs de la quatrième page des grands journaux comme chirurgien d'un institut ou maison de santé uropathique, qui, non content de violer la mémoire de Carmichaël, en lui imputant une médication contre laquelle il a protesté si énergiquement, a désiré une origine plus ancienne encore à la méthode des injections caustiques. Il a fini par trouver dans Astruc, à la glorification des charlatans, l'occasion de satisfaire à son zèle rétrospectif au détriment des contemporains. «Un charlatan du siècle dernier, dit-il, nommé Dibon, a conseillé de traiter les écoulements virulents de l'urètre ou du vagin par des injections contenant 4 grammes de sublimé corrosif pour 125 grammes d'eau... La formule de M. Debeney était la même que celle de Dibon ; seulement, il substitua le nitrate d'argent au bi-chlorure de mercure. » Admirez la belle manière de raisonner, et la conclusion où elle mène son auteur : si, dans les deux formules en question, on fait abstraction de la nature du liquide injecté, liquide spécifique dans un cas, caustique et modificateur spécial des muqueuses dans l'autre, que reste-il pour constituer les deux formules, et sur quoi l'on puisse établir leur identité ! Il reste la seringue !... *Risum teneatis...* Et ne vous étonnez pas trop. Il est naturel, il est logique que, dans une question de thérapeutique chirurgicale, l'uropathe iatro-mécanicien ne tienne compte que de la partie instrumentale.

On comprendra que noüs insistions sur la question d'origine des injections caustiques, si l'on considère que cette manière d'écrire l'histoire a des conséquences bien autrement graves que celles qui touchent à un nom propre, à une question de priorité ; car, en jetant, au sujet d'une médication puissante, la confusion dans l'esprit des médecins, elle ne tend à rien moins qu'à les en éloigner, et à priver l'art d'un moyen héroïque, et l'humanité d'avantages précieux. En effet, comment déterminer la formule de Carmichaël ? Dans les leçons imprimées de ce professeur, l'injection est indiquée dans la proportion d'un quart de grain à un grain de nitrate d'argent pour 30 grammes d'eau ; dans divers traités et formulaires français, elle est portée à 50 centigrammes ; tandis qu'à Paris même, dans ses leçons et dans son dernier traité, le professeur Vidal (de Cassis) prêtait à M. Ricord la formule dans la proportion d'un gramme de sel caustique, et portait la nôtre à 4 grammes d'azotate, toujours pour 30 grammes d'eau (1). Il est clair que, pour ceux qui ont en-

(1) Nous avons une lettre de cet homme éminent, trop tôt enlevé à la science, dans laquelle il reconnaît son erreur, et en accuse les comptes rendus, dans un journal, des leçons de M. Ricord sur la méthode des injections caustiques, où il n'est nullement fait mention de noüs. On conçoit bien, après cela, que M. Ricord passe pour l'auteur de la méthode auprès de la jeune génération médicale. Certes, cette

tendu répéter que notre méthode est celle de Carmichaël remise en honneur, cette méthode des injections caustiques comprendra toutes les injections où il entre du nitrate d'argent, depuis 1 centigramme jusqu'à 4 grammes. On voit de suite à quels résultats peuvent être conduits ceux qui agissent en conséquence, en pratiquant des injections dans l'ignorance des lois qui doivent régler l'application de moyens aussi différents dans leur action et dans leur énergie. Si l'on peut, en effet, sinon avec beaucoup d'avantage, au moins sans beaucoup de danger, répéter tous les jours, et même deux fois par jour, les injections suivant l'ancienne formule à petite dose, qui est celle de Carmichaël, on ne saurait le faire impunément suivant la formule des injections à haute dose. Il nous a été donné de voir de singuliers égarements de cette pratique au hasard. Il s'est trouvé des médecins capables de faire plusieurs jours de suite, dans le même urètre, deux injections à la dose de 1 gramme de nitrate d'argent pour 30 grammes d'eau, et d'autres qui n'ont pas craint de pratiquer chez le même sujet une injection chaque jour, pendant trois et quatre jours de suite, à la dose de 4 *grammes* d'azotate pour 30 grammes d'eau. Bien que nous tenions ces faits de ceux-là mêmes qui

intention est loin de la pensée du maître, puisque c'est lui le premier, ainsi que nous l'avons dit, qui a baptisé de notre nom, en la consacrant de son autorité, cette méthode de traitement.

les ont perpétrés, nous ne pouvons les croire possibles : à moins de supposer un mode d'exécution assez vicieux pour annuler plus ou moins l'effet, ou
empêcher complétement l'action du caustique, cela
devait aboutir rapidement à la gangrène au milieu
d'atroces souffrances.

Ceux qui, par tempérament, choisissent des termes moyens entre la faible dose et la dose caustique,
ne sont pas plus heureux, et leur modération n'a-
boutit qu'à d'autres mécomptes.

Et tous, après de semblables essais, condamnent
la méthode, et s'arrêtent devant les résultats qu'elle
a produits entre leurs mains. Certes, ce n'est pas de
s'arrêter qu'ils sont à blâmer, c'est d'avoir failli à la
logique et au bon sens. N'est-il pas évident que plus
un moyen thérapeutique est énergique, plus il demande à être employé avec connaissance et discer-
nement?

Une formule n'est pas une méthode de traitement,
pas plus qu'un symptôme n'est une maladie. La méthode est dans les règles établies pour l'emploi du
moyen, de la formule. Dans une maladie, telle que la
blennorrhagie, il y a : tissu affecté, vitalité organique
altérée à des degrés divers, subordonnés à de nombreuses variétés étiologiques, invididuelles, physiologiques, anatomiques; la médication doit être saisie
dans ses moyens d'action, et dans les principes que
pose la méthode pour approprier leur application, et

réaliser dans tous les cas la modification organique et vitale par laquelle elle effectue la guérison.

A ces conditions seulement, un traitement est rationnel ; hors de là, il n'y a plus de médecine, mais un empirisme aveugle, aux mains duquel tout agent thérapeutique peut devenir funeste ; d'autant plus dangereux qu'il sera plus héroïque. A ce titre, l'emploi des injections caustiques exige impérieusement la connaissance de la méthode qui a élevé sur elles une médication nouvelle de la blennorrhagie et de tous les catarrhes des organes génito-urinaires.

TABLE DES MATIÈRES.

FIN.

Paris. — mprimerie Dubuisson et C°, rue Coq-Héron, 5.